SCOPRIRE IL SEGRETO DELL'ORGASMO MULTIPLO MASCHILE

OLTRE IL PIACERE

DI ORION FIREBRAND

UN INVITO AL VIAGGIO PERSONALE

Caro lettore,

Sei sul punto di immergerti in un viaggio esplorativo che tocca uno degli aspetti più intimi e complessi dell'essere umano: la sessualità. In un mondo spesso pervaso da miti e pregiudizi, il nostro obiettivo è gettare una luce chiara e compassionevole su questo tema affascinante. Benvenuto in questa avventura di scoperta.

FINALITÀ E CONTESTO EDUCATIVO

Siamo nell'era dell'iper-informazione, ma paradossalmente, informazioni precise e affidabili su argomenti come la sessualità possono essere difficili da trovare. Questo libro aspira a essere il tuo compagno affidabile, mentre navighi nel labirinto di emozioni, sensazioni e relazioni che costituiscono la vita sessuale. Abbiamo attingito da ricerche rigorose, esperienze di vita reali e introspezioni profonde per fornirti una panoramica completa e rispettosa.

ITINERARIO DI LETTURA

Ogni capitolo ti presenterà nuovi concetti, esercizi e spunti di riflessione. Ci avventureremo in contesti storici, culturali e psicologici per offrirti una comprensione olistica della sessualità. Gli esercizi inclusi sono progettati per fornirti strumenti concreti che ti aiuteranno a stabilire connessioni più profonde, sia con te stesso che con gli altri.

RISPETTO PER LA PRIVACY E LA DIVERSITÀ

Ricorda, la sessualità è un'esperienza straordinariamente personale e unica per ciascuno di noi. Quello che è vero o significativo per una persona potrebbe non esserlo per un'altra. Perciò, mentre procedi nella lettura, ti invitiamo a farlo con un atteggiamento di apertura e rispetto—non solo per te stesso, ma anche per la molteplicità di esperienze che compongono il mosaico della sessualità umana.

IN CONCLUSIONE

Nel corso della tua lettura, speriamo che tu possa scoprire nuove verità, trovare ispirazione e, perché no, sollevare nuove domande che ti spingeranno ulteriormente nella tua esplorazione. La curiosità è, dopotutto, la linfa vitale del nostro continuo apprendimento e crescita. Approccia questo libro come faresti con un caro amico: con mente aperta, spirito curioso e cuore accogliente.

Ti auguriamo una lettura edificante e un viaggio ricco di scoperte illuminanti.

INTRODUZIONE

L'orgasmo multiplo maschile è una frontiera affascinante nel panorama della sessualità, offrendo l'opportunità di elevare l'esperienza sessuale a nuovi livelli di piacere e soddisfazione. Immagina un viaggio sensoriale in cui raggiungi l'apice del piacere non una, ma più volte, senza dover interrompere o limitare la tua esperienza. L'uomo multiorgasmico è in grado di vivere la sessualità con una profondità e una durata amplificate, godendo di orgasmi ripetuti senza perdere energia o intensità.

Contrariamente alla percezione comune, l'abilità di vivere orgasmi multipli non è un talento raro o inaccessibile. Con le tecniche giuste, è alla portata di ogni uomo, a prescindere dall'età o dall'esperienza sessuale pregressa. L'ingrediente fondamentale? La tua apertura a scoprire nuove dimensioni del piacere e a investire nell'arricchimento della tua vita sessuale.

Oltre a migliorare la tua esperienza personale, la capacità di avere orgasmi multipli può anche arricchire la vita sessuale della tua partner. Immagina di poter mantenere elevati livelli di eccitazione mentre ti senti completamente rilassato. Questo può tradursi in un incremento della soddisfazione sessuale per entrambi, alimentando una connessione più profonda e gratificante nella coppia.

Dal punto di vista della salute, gli orgasmi multipli possono offrire benefici come una migliorata circolazione sanguigna, un'ottimizzazione della funzione erettile e il rafforzamento dei muscoli pelvici. È un win-win sia per il corpo che per la mente.

In somma, l'orgasmo multiplo maschile è un tesoro che aspetta solo di essere scoperto. Se hai mai sentito che il tuo corpo potrebbe offrire di più, o desideri vivere momenti di intimità più completi e soddisfacenti, sei nel posto giusto. Questo libro è il tuo biglietto per un viaggio verso una vita sessuale e relazionale più ricca e soddisfacente.

Nota di sicurezza: Prima di avventurarti negli esercizi proposti in questo libro, che hanno lo scopo di potenziare la tua capacità orgasmica, è consigliabile consultare un medico, specialmente se soffri di condizioni di salute come problemi cardiaci. L'orgasmo può infatti accelerare il battito cardiaco. Per assicurare che l'esperienza sia sicura ed efficace, una valutazione medica preliminare è altamente raccomandata.

1. SUPERARE I LIMITI SESSUALI

Ampliare la propria comprensione della sessualità non è solo una questione di acquisire nuove tecniche, ma anche di sfidare le nostre convinzioni limitanti e preconcette sul sesso. Ogni individuo è un universo unico di desideri, esigenze e possibilità, e c'è un vasto tesoro di conoscenze che possiamo attingere dalle esperienze degli altri.

Molte donne, ad esempio, sentono che il sesso richiede compromessi e sacrifici, e raramente vivono la piena soddisfazione che desiderano. Gli uomini, allo stesso modo, possono sentirsi limitati dalle loro percezioni di cosa sia possibile in termini di piacere e performance. Questo libro è progettato come una guida completa per entrambi i generi. Se sei una donna in cerca di maggiore soddisfazione e comprensione, o un uomo desideroso di espandere le tue prospettive sessuali, qui troverai informazioni preziose.

Basandomi su anni di ricerca e studio della risposta sessuale umana, posso confermare che le potenzialità sessuali degli uomini sono molto più ampie di quanto comunemente si creda. E non meno importante, comprendo anche le aspettative e i desideri delle donne. Una vita sessuale insoddisfacente può causare tensioni e frustrazioni in una relazione, anche quando c'è amore e affetto reciproco.

Per questa ragione, questo libro offre una panoramica dettagliata sull'orgasmo multiplo maschile, un fenomeno che può trasformare la vostra vita sessuale. Considera questo libro come un allenatore personale per la tua sessualità. Ti fornirà esercizi pratici, consigli e tecniche basate su prove scientifiche che ti aiuteranno a diventare il partner che hai sempre desiderato essere.

La sessualità è tanto un'arte quanto una scienza. Mentre le conversazioni imbarazzanti sull'argomento che potresti aver avuto in passato potrebbero aver lasciato molte domande senza risposta, è tempo di aprire un dialogo serio e informativo. E se sei in una relazione, coinvolgere il tuo partner in questa esplorazione può solo arricchire la tua esperienza condivisa.

Nonostante la sovraesposizione al sesso attraverso i media, molti di noi lo trovano ancora avvolto in mistero e malintesi. Ma non dev'essere così. Questo libro mira a colmare le lacune nella nostra comprensione e a fornire le informazioni necessarie per una vita sessuale più appagante.

Ho scoperto l'orgasmo multiplo maschile all'età di 24 anni, e da allora ho dedicato tempo ed energia alla comprensione di questo fenomeno. Questa esperienza ha trasformato non solo la mia vita sessuale, ma anche le mie relazioni intime. Il sesso è un elemento fondamentale per la connessione umana; può avvicinarci, rafforzare i legami affettivi e persino salvare relazioni in difficoltà.

L'orgasmo multiplo maschile potrebbe sembrare un concetto lontano o irraggiungibile, ma è una realtà accessibile. Anche se potresti essere scettico, sappi che le tecniche sessuali sono in continua evoluzione. Non è necessario essere un erudito accademico per raggiungere questo traguardo; con la giusta guida, la pratica e l'apertura mentale, puoi trasformare la tua vita sessuale in modo significativo.

In breve, il futuro della tua soddisfazione sessuale è nelle tue mani, letteralmente e metaforicamente. Questo libro serve come una mappa stradale, guidandoti passo dopo passo attraverso un viaggio di scoperta e arricchimento. Non temere di spingere i tuoi limiti; l'avventura che ti aspetta potrebbe benissimo rivoluzionare il modo in cui vivi e percepisci la tua sessualità.

PERCHÉ STAI LEGGENDO QUESTO LIBRO?

Sei qui, con questo libro tra le mani, perché hai aperto la porta verso una nuova dimensione della tua vita sessuale. Forse sei una donna che aspira a esplorare nuovi orizzonti di piacere, sia per te stessa che per il tuo partner. Vuoi scoprire come fare per essere un'amante più sensibile e attenta, in grado di guidare il tuo partner verso una sessualità più consapevole e soddisfacente. Potrebbe essere che tu abbia già una vita sessuale appagante, ma sei alla ricerca di quel "qualcosa in più" che possa rendere ogni momento intimo indimenticabile.

Se sei un uomo, è probabile che tu stia cercando modi per elevare la tua esperienza sessuale, per poter offrire una relazione più completa e appagante alla tua partner. Forse hai già un certo grado di padronanza in termini di durata, ma vuoi scoprire nuove forme di piacere e soddisfazione, che vanno al di là della semplice resistenza fisica. Potresti essere alla ricerca di un rinnovato vigore sessuale o della riscoperta di un'abilità multiorgasmica che pensavi fosse relegata ai giorni della tua giovinezza.

Qualsiasi sia il motivo che ti ha portato qui, sappi che stai per imbarcarti in un viaggio che va oltre il semplice atto fisico del sesso. Diventare multiorgasmico è una trasformazione che influenzerà non solo la tua vita sessuale, ma anche la tua autostima e il tuo senso di autoefficacia. Immagina un futuro in cui la tua vita amorosa è ricca e gratificante, dove il piacere non è un evento isolato ma un'esperienza che puoi prolungare e condividere. Immagina di avere gli strumenti per vivere una sessualità in cui puoi esprimere pienamente te stesso, arricchendo ogni aspetto della tua vita di coppia.

Questo libro è stato creato per essere il tuo compagno in questa avventura di scoperta e crescita. Offrirà strumenti concreti, suggerimenti pratici e storie reali che possono fungere da faro nel tuo percorso verso la multiorgasmia. Così come quattro uomini hanno trasformato la loro vita scoprendo l'orgasmo multiplo, anche tu potrai vivere una metamorfosi simile. Insieme, passeremo attraverso le varie fasi di questo viaggio esplorativo, affrontando ogni sfida e celebrando ogni vittoria.

Quindi, benvenuto in questa straordinaria avventura verso una vita sessuale più completa e appagante. Siamo entusiasti di essere al tuo fianco, pronti a supportarti in ogni passo che farai verso una maggiore consapevolezza e soddisfazione sessuale. Cominciamo questo emozionante viaggio nel mondo della multiorgasmia.

LA SESSUALITÀ È L'ARMONIA DELL'ANIMA ESPRESSA ATTRAVERSO IL CORPO.

VI PRESENTIAMO MAX, TYLER, SEAN E RYAN.

Benvenuti nel mondo di Max, Tyler, Sean e Ryan: quattro uomini distinti, ognuno con la sua storia unica, uniti da una missione comune—scoprire il misterioso e affascinante universo dell'orgasmo multiplo maschile. Questi uomini sono come te: curiosi, aperti e in cerca di nuove comprensioni su una delle esperienze più intime e potenti che il corpo e la mente umani possano offrire.

Ogni partecipante in questa avventura ha le sue ragioni personali e specifiche per voler esplorare questo argomento; potrebbe essere la ricerca di una maggiore intimità nel rapporto di coppia, un desiderio di auto-realizzazione o semplicemente la curiosità di esplorare nuovi orizzonti del piacere. E noi siamo qui per guidarli e te attraverso ogni passo di questo affascinante viaggio.

Invitiamo te, caro lettore, a immergerti nelle loro esperienze, riflettere sulle loro scoperte e, magari, vedere te stesso in uno o più di questi uomini. Potrebbe darsi che anche tu condivida la loro sete di conoscenza e che questa avventura diventi un punto di svolta nella tua personale esplorazione della sessualità.

In questa guida, useremo un linguaggio accessibile e rispettoso per navigare attraverso argomenti delicati, basando le nostre informazioni su ricerche scientifiche presentate in modo comprensibile. Attraverso esempi pratici e racconti di vita reale, cercheremo di rendere i concetti discussi quanto più applicabili alla tua vita quotidiana.

Quindi, se ti ritrovi incuriosito, unisciti a noi in questo viaggio di scoperta e auto-conoscenza, e preparati a esplorare le profondità del potenziale umano nel contesto della sessualità maschile.

<u>Max e Bella</u>

Incontriamo Max e Bella, una coppia sposata la cui vita sessuale è sempre stata un pilastro fondamentale della loro relazione. Per anni, i loro momenti di intimità sono stati intensi e appaganti, alimentando una connessione profonda e passionale. Tuttavia, Max si trova di fronte a una sfida che non può ignorare: il suo periodo refrattario, il tempo necessario per recuperare tra un'erezione e l'altra, si sta allungando. Questo cambiamento lo preoccupa, poiché inizia a limitare la durata e la qualità delle loro sessioni d'amore.

L'insicurezza e l'ansia cominciano a insinuarsi nella mente di Max. Temendo che questa nuova dinamica possa intaccare il suo rapporto con Bella, Max decide di prendere l'iniziativa. È determinato a trovare strategie e tecniche che gli permettano non solo di migliorare la sua performance, ma anche di intensificare i momenti di intimità con Bella.

Con il pieno supporto di Bella, che condivide il suo desiderio di esplorare e migliorare, entrambi intraprendono un viaggio alla ricerca di soluzioni che possano soddisfare le esigenze di entrambi. Questa avventura diventa un percorso di scoperta non solo per Max, ma anche per la coppia. Attraverso questo viaggio, Max non solo acquisisce una maggiore consapevolezza della sua sessualità e dei modi per superare le nuove sfide, ma scopre anche che l'amore e la comprensione tra lui e Bella si rafforzano ulteriormente.

Con ogni scoperta e successo, Max si rende conto che questo ostacolo non è solo un problema da risolvere, ma anche un'opportunità per approfondire la sua connessione con Bella e arricchire la loro vita sessuale. In questo processo, entrambi riscoprono l'importanza del dialogo, della comprensione reciproca e della crescita condivisa, elementi che rendono la loro relazione ancora più forte e appagante.

<u>Tyler e Moana</u>

Tyler e Moana sono una coppia innamorata, ma affrontano una sfida che potrebbe sembrare familiare a molti: la difficoltà di mantenere una vita sessuale appagante e duratura. Tyler, pur mettendo tutto il suo impegno, fatica a mantenere un'erezione per più di cinque minuti. Questo lo preoccupa enormemente, poiché teme che possa avere un impatto negativo sulla loro relazione. Moana, dal canto suo, anela a sessioni più lunghe e appassionate di intimità. Spesso si trova a pensare che sta appena iniziando ad entrare nel clima quando Tyler è già al punto culminante, creando in lei un senso di insicurezza e disagio.

Entrambi condividono un desiderio comune: vivere una vita sessuale che sia gratificante per entrambi i partner. È qui che la tecnica dell'orgasmo multiplo maschile può rappresentare una svolta. Questa pratica si concentra sull'insegnare agli uomini come avere un maggiore controllo sulla loro erezione e l'eiaculazione. L'obiettivo? Prolungare il piacere e, in definitiva, migliorare la soddisfazione di entrambi i partner.

La tecnica promuove un approccio più centrato sulle sensazioni piuttosto che sulla prestazione. Gli uomini imparano a rilassarsi, a focalizzarsi sulle proprie sensazioni e a utilizzare tecniche di respirazione per mantenere l'erezione. Un aspetto cruciale è anche l'identificazione e il controllo dei muscoli pelvici, che svolgono un ruolo chiave nell'erezione e nell'eiaculazione.

Tyler e Moana vedono in questa tecnica una promettente via d'uscita dalla loro impasse. Sperano che, attraverso la pratica e l'applicazione di questi metodi, possano non solo migliorare la loro vita sessuale, ma anche rafforzare il loro legame emotivo. Sono entrambi ottimisti che questa avventura congiunta nella scoperta dell'orgasmo multiplo maschile possa portarli a una nuova fase di intimità, in cui entrambi si sentono amati, desiderati e, soprattutto, soddisfatti.

Sean e Ryan

Incontriamo Sean e Ryan, due uomini con obiettivi diversi ma uniti dalla stessa aspirazione: padroneggiare l'arte dell'orgasmo multiplo maschile. Sean è un giovane uomo ancora in cerca della sua anima gemella. Preoccupato di non essere in grado di soddisfare adeguatamente una futura partner, desidera essere il più preparato possibile per quando incontrerà la persona giusta. Ryan, invece, si vede come un veterano nel campo della sessualità. Sebbene sia confidente nella sua capacità di mantenere un'erezione duratura e di soddisfare la sua partner, si rende conto di un dilemma: è talmente concentrato sul piacere del partner che spesso tralascia il proprio.

Entrambi questi uomini hanno scoperto che esiste una via per essere non solo degli amanti eccezionali, ma anche per aumentare il proprio godimento durante l'intimità. Hanno capito che la chiave è sviluppare una comprensione più profonda e sofisticata delle loro capacità sessuali e del funzionamento del loro corpo. Per Sean, questo comporta imparare a rilassarsi e a concentrarsi sul proprio piacere, piuttosto che essere ossessionato dal rendimento. Ryan, invece, ha bisogno di bilanciare la sua attenzione: deve imparare a focalizzarsi anche sul proprio piacere, invece di dedicare tutta la sua energia solo alla soddisfazione del partner.

La tecnica dell'orgasmo multiplo maschile si presenta come una soluzione promettente per entrambi. Offre loro l'opportunità di evolvere come amanti, permettendo loro di scoprire nuovi livelli di piacere e soddisfazione. Acquisendo una migliore autoconsapevolezza e imparando a rilassarsi durante l'atto sessuale, Sean e Ryan possono rivoluzionare non solo la loro vita amorosa, ma anche la qualità della loro esperienza sessuale.

Se anche tu sei curioso di scoprire questo segreto, è tempo di andare oltre le convenzioni e di esplorare nuove frontiere. Preparati a riscrivere il tuo manuale su ciò che significa essere un amante competente e soddisfatto, imparando tutto ciò che c'è da sapere sull'orgasmo multiplo maschile e come esso possa trasformare radicalmente la tua vita sessuale.

2.   ESPLORA LE POTENZIALITÀ DEL TUO CORPO

Il Primo Passo Verso una Vita Sessuale Appagante

La consapevolezza del proprio corpo e della propria sessualità è una pietra miliare per vivere una vita sessuale completa e gratificante. Curiosamente, molti uomini dedicano tempo ed energie a scoprire i segreti dell'anatomia femminile, mentre trascurano una conoscenza approfondita del proprio corpo. È come se stessero tentando di costruire un maestoso castello di sabbia senza prima assicurarsi di avere fondamenta solide.

Prendiamo, ad esempio, la celebre ricerca del punto G femminile, spesso vista come la "missione sacra" per eccellenza nell'arte amatoria maschile. Tuttavia, focalizzarsi esclusivamente su questo aspetto è come guardare un albero e ignorare la foresta. Il corpo femminile è un intricato sistema di piacere e sensazioni che richiede una comprensione ben più articolata. Allo stesso modo, raggiungere il livello di un multiorgasmo maschile è impensabile se non si dispone di una conoscenza dettagliata del proprio corpo, compreso il pene.

Conoscere le proprie zone erogene, i ritmi individuali e le capacità sessuali non è solo utile, è essenziale. Questa autocomprensione è spesso sottovalutata, mentre l'enfasi è posta quasi esclusivamente sul corpo del partner. Ma ricorda, per essere un amante eccezionale, è fondamentale conoscere prima te stesso. Come recita un antico adagio: "Non puoi dare ciò che non possiedi."

In sintesi, se aspiri a essere un amante più attento e capace, inizia con la fondamentale tappa di autoesplorazione e autocomprensione. Solo conoscendo il tuo "punto A" sarai in grado di scoprire e apprezzare il "punto G" del tuo partner. E, più importante, solo allora potrai aspirare a vivere una vita sessuale veramente appagante e soddisfacente.

OLTRE GLI STEREOTIPI SUL PENE

Quante volte ti sei confrontato con te stesso, esaminando il tuo corpo e, in particolare, il tuo pene, con occhi critici o addirittura negativi? Ti sei mai sentito a disagio quando il discorso si sposta su questo argomento, o forse hai provato imbarazzo durante i momenti di intimità? Se la risposta è sì, sappi che non sei solo. Molteplici uomini si sentono inadeguati o insicuri riguardo alle loro parti intime, un fenomeno che è del tutto comprensibile ma che va affrontato.

La verità è che un'autoimmagine positiva è il primo, fondamentale passo verso l'ottimizzazione delle proprie capacità sessuali. Ogni uomo dovrebbe realizzare che il segreto per essere un amante eccezionale non sta solo nel conoscere il corpo della partner, ma inizia con la piena comprensione del proprio. L'autentico potere sessuale deriva dalla capacità di conoscere, accettare e, sì, celebrare il proprio pene.

Per evolvere in un vero maestro dell'intimità, la prima competenza da acquisire è proprio quella di comprendere e valorizzare il proprio pene. Una volta raggiunta questa consapevolezza, ogni altro aspetto della tua vita sessuale seguirà in modo quasi naturale. Trascurare questa parte fondamentale di te stesso equivale a negare un potenziale incredibile, un vero e proprio tesoro di possibilità erotiche.

Quindi, invece di focalizzarti su ciò che consideri difetti o imperfezioni, perché non rivolgere la tua attenzione alla potenza e alla bellezza che il tuo corpo ha da offrire? Imparare a conoscerlo e ad apprezzarlo ti permetterà non solo di migliorare le tue prestazioni, ma anche di vivere una vita sessuale più appagante e soddisfacente. Il corpo della tua partner è un universo affascinante da esplorare, ma la chiave per essere un amante ineguagliabile è già nelle tue mani letteralmente. E come si suol dire, sprechiamo troppe opportunità nella vita; "sprecare il pene" è certamente una che vorresti evitare.

CONOSCI IL TUO CORPO, DOMINA LA TUA INTIMITÀ.

3. IL VIAGGIO VERSO L'AUTO-CONSAPEVOLEZZA

Svela il Potenziale del Tuo Pene

Hai dedicato tempo ed energia a conoscere te stesso e le tue necessità, ma quanto sai veramente del tuo pene? È una presenza costante nella tua vita, ma hai mai preso il tempo di esplorarlo e comprenderne le potenzialità? Se la risposta è no, è tempo di rivoluzionare questo approccio.

Pensa a questo: se avessi un compagno di viaggio costante eppure misterioso, non sarebbe tragico ignorare tutto di lui? È lo stesso con il tuo pene: è un compagno di vita sessuale che, troppo spesso, viene trascurato o addirittura visto come un estraneo.

È giunto il momento di cambiare questa prospettiva e di avvicinarsi al tuo pene con curiosità e apertura. Conoscere il tuo pene a fondo ti permetterà di scatenare il suo vero potenziale e, di conseguenza, di essere un amante più abile e attento. E chi può dirlo, potresti persino scoprire che possiede un "senso dell'umorismo" che ti sorprenderà!

Immagina di essere al volante di un'auto sportiva di alta classe: sedili in pelle, un motore potente, una serie di controlli che ti fanno sentire come un pilota spaziale. Quella sensazione di potenza e controllo è paragonabile a ciò che proverai una volta che avrai appreso a conoscere e controllare il tuo pene.

Ed immagina il plus di avere un partner che ammira e apprezza la tua nuova consapevolezza e abilità. Non sarebbe sublime poter offrire un'esperienza sessuale che sia memorabile per entrambi, che lasci senza parole e che porti a un livello di soddisfazione reciproco? Quindi, non temporeggiare. Dedica tempo all'auto-esplorazione e diventa il "pilota" del tuo pene. Ti sorprenderai di quanto questo viaggio possa essere rivelatore e gratificante, non solo per te ma anche per il tuo partner. E, alla fine, ti chiederai perché hai impiegato così tanto tempo a intrecciare relazioni intime senza aver fatto questa fondamentale scoperta.

LA CHIAVE PER UNA VITA SESSUALE ARMONIOSA

Molti uomini hanno la tendenza a considerare il proprio pene come se fosse un'entità separata dal resto del corpo e della mente. Alcuni vanno persino fino a dargli un nome, trattandolo quasi come un "amico immaginario." Sebbene questa prospettiva possa sembrare innocente o addirittura umoristica, può avere implicazioni più serie che influenzano negativamente sia la vita sessuale che il benessere generale. È quindi cruciale rivalutare questo atteggiamento e iniziare a vedere il pene non come un "altro," ma come una componente integrale di chi sei—una parte inseparabile della tua identità e della tua espressione sessuale.

Per raggiungere una comprensione più profonda e un controllo maggiore del proprio pene, è fondamentale iniziare da un riconoscimento basilare: il pene non è un mero organo fisico che reagisce a stimoli esterni. È, invece, un'entità sensibile e complessa, profondamente influenzata da pensieri, emozioni e stati d'animo. Ciò implica che una maggiore consapevolezza di sé è necessaria per un'esperienza sessuale più completa. Ad esempio, se sei ansioso, potresti notare che la tua performance sessuale ne risente. Imparare a rilassarsi e a sintonizzarsi con il proprio stato fisico e mentale può fare una grande differenza nel tuo rapporto con il tuo corpo.

Oltre a sviluppare questa consapevolezza, è vitale mantenere un atteggiamento aperto verso l'esplorazione e la sperimentazione. Non esiste una "formula magica" che determini come utilizzare il pene per massimizzare il piacere durante l'atto sessuale. Ciò che è importante è un processo di scoperta personale, che potrebbe richiedere tempo, dedizione e sperimentazione. Immagina di essere un artista che dipinge un quadro: ogni pennellata aggiunge un nuovo livello di comprensione e apprezzamento. Questo percorso di scoperta, se intrapreso con curiosità e impegno, può essere incredibilmente gratificante.

Un altro aspetto fondamentale per migliorare la tua esperienza sessuale è liberarti dalle preoccupazioni legate al giudizio altrui. Viviamo in una società che spesso pone etichette e aspettative su come dovrebbe "funzionare" il corpo maschile, e ciò può portare a insicurezze e preoccupazioni. Ricorda che l'opinione più importante è la tua: avere un'autoimmagine positiva del tuo pene è il primo passo verso un'esperienza sessuale più appagante e gratificante.

IL DOMINIO DELLA SESSUALITÀ

La sessualità è un'arena in cui molti uomini si trovano a lottare tra due poli opposti: il controllo e la mancanza di controllo. Coloro che sentono di non avere il dominio sul proprio corpo, e in particolare sul proprio organo sessuale, vivono spesso in una sorta di angoscia perpetua. Questa paura non è solo autolimitante, ma può anche avere effetti negativi su relazioni e autostima. Ma qui è dove entra in gioco una realizzazione liberatoria: la tua vita sessuale, come qualsiasi altro aspetto della tua fisiologia, può essere affinata, controllata e migliorata. E la chiave di volta per sbloccare questo potenziale è un muscolo spesso trascurato ma incredibilmente potente: il muscolo pubococcigeo, o muscolo PC.

Questo muscolo, che si estende dall'osso pubico all'osso sacro, non è solo un componente fondamentale della funzione erettile e dell'eiaculazione, ma è anche un catalizzatore per migliorare la tua performance sessuale. Immagina di avere il potere di controllare l'eiaculazione o di intensificare l'orgasmo semplicemente perché hai allenato questo muscolo. Sì, hai capito bene: il muscolo PC è praticamente il direttore d'orchestra della tua vita sessuale. Quando è ben allenato e diretto, può orchestrare un'esperienza sessuale che è meno un concerto solista e più una sinfonia di piacere.

Nel nostro libro, ti offriamo una guida dettagliata su come esercitare il muscolo PC attraverso una serie di esercizi che sono essenziali e non negoziabili. Questi esercizi sono il fondamento su cui costruire una vita sessuale più gratificante e sono cruciali per sbloccare le tecniche avanzate descritte nei capitoli successivi.

Ora, so che potresti pensare che la tua età o le tue circostanze attuali possano essere un ostacolo, ma lascia che ti dica: è mai troppo tardi. Come qualsiasi altro muscolo, il muscolo PC può essere tonificato e rafforzato a qualsiasi età. Pensa a questo come faresti con un regime di allenamento per il resto del tuo corpo. Se puoi dedicare tempo a rafforzare il tuo cuore o i tuoi bicipiti, perché non dedicare lo stesso impegno al tuo benessere sessuale?

E non preoccuparti, non stiamo parlando di un impegno che richiede ore di palestra. Bastano pochi minuti al giorno per avviare una trasformazione che non solo ti lascerà senza fiato ma sorprenderà anche la tua partner. È un investimento nel tuo benessere sessuale e nella tua autostima, e i risultati possono essere visti in poche settimane. Non è un'esagerazione; è una promessa basata su fisiologia e dedizione.

Tuttavia, è essenziale affrontare questo viaggio con una mentalità aperta e con l'impegno di superare gli ostacoli inevitabili. Sarà un percorso impegnativo ma incredibilmente gratificante. Alla fine del viaggio, scoprirai una versione di te stesso che è più forte, più sicura e più in sintonia con il proprio corpo e le proprie capacità sessuali.

Quindi, è il momento di sedersi con la tua partner e prepararsi per questo viaggio esaltante. Stai per intraprendere un percorso che non solo ti trasformerà ma potrebbe anche rivoluzionare il tuo modo di vivere la sessualità. Come un leone che trova il suo vero ruggito, la trasformazione che stai per sperimentare sarà potente e inconfondibile. Non perdere questa opportunità per una crescita e un piacere senza precedenti.

L'Arte della Comunicazione Con la Partner

Essere in una relazione con un uomo capace di orgasmi multipli è una dinamica che può essere sorprendente e trasformativa per entrambi i partner. Tuttavia, la straordinarietà di tale esperienza non deriva solamente dalla fisicità o dalle nuove capacità acquisite, ma anche dalla qualità della comunicazione e del coinvolgimento reciproco. Pertanto, è fondamentale che tu e la tua partner siate sulla stessa lunghezza d'onda durante questo viaggio di scoperta sessuale.

Essere multiorgasmico non è un percorso solitario; è un'avventura condivisa. La tua crescita personale in questo ambito deve essere bilanciata con l'armonia e le esigenze della coppia. Nel nostro libro, offriamo non solo consigli e tecniche per te ma anche linee guida per la tua partner, affinché possa essere un partecipante attivo in questo processo di sviluppo. Tuttavia, se la tua partner sceglie di essere più un osservatore che un partecipante attivo, è perfettamente accettabile, purché ci sia una comprensione e un accordo reciproci.

La comunicazione è la chiave per garantire che questa esperienza sia positiva per entrambi. Prima di intraprendere qualsiasi nuovo regime o tecnica, è cruciale che tu apra un dialogo franco e sincero con la tua partner. Questa conversazione deve essere completa, riflessiva e onesta, poiché ci sono molti livelli di trasformazione in gioco: cambiamenti nel tuo atteggiamento verso la sessualità, nella tua auto-percezione, nelle tue capacità fisiche e persino nel tuo livello di desiderio.

Coinvolgere la tua partner significa anche prepararsi per una gamma di reazioni possibili. Potrebbe essere entusiasta, curiosa, scettica o persino ansiosa. Se avanzi in questo percorso senza coinvolgere adeguatamente la tua partner, potresti involontariamente seminare i semi della discordia. Potrebbe emergere una serie di emozioni negative come confusione, insicurezza o paura che tu stia cercando intimità al di fuori della relazione.

Il tuo obiettivo finale dovrebbe essere non solo il miglioramento personale ma anche il rafforzamento del legame con la tua partner. Pertanto, spiegale dettagliatamente cosa intendi fare, quali sono i tuoi obiettivi e quali benefici potrebbero esserci per la vostra relazione. Assicurale che questa evoluzione è pensata per il benessere di entrambi e che il suo supporto e coinvolgimento sono fondamentali per il successo della tua trasformazione.

La trasparenza è la migliore politica in questo contesto. Rispondi apertamente e completamente a tutte le domande che potrebbe avere e mantieni le linee di comunicazione aperte durante tutto il processo. Dopotutto, questa trasformazione non è solo una questione di muscoli e tecniche; è anche una questione di cuore e anima. E per navigare con successo in queste acque, la comunicazione aperta e onesta è la vostra bussola più affidabile

ORGASMO MULTIPLO MASCHILE NELLA DINAMICA DI COPPIA

L'orgasmo multiplo maschile è più di una semplice curiosità sessuale; è un potente catalizzatore che può elevare la qualità della vita di coppia a nuove altezze. Tradizionalmente, l'orgasmo è stato considerato il picco dell'esperienza sessuale per gli uomini, un momento di piacere acuto seguito inevitabilmente da una fase refrattaria. Tuttavia, attraverso l'allenamento mirato e la consapevolezza corporea, gli uomini possono imparare a separare l'orgasmo dall'eiaculazione, permettendo una serie di orgasmi che non solo intensificano il piacere personale ma che possono anche estendere e arricchire l'intero atto sessuale.

Questa abilità straordinaria fa molto più che prolungare il piacere fisico. Offre agli uomini un controllo maggiore sul proprio corpo e apre la porta a livelli di piacere più profondi e variegati. Questo controllo e questa profondità possono a loro volta migliorare la connessione emotiva e l'intimità tra i partner, creando un ambiente di fiducia e di scambio reciproco.

La pratica dell'orgasmo multiplo maschile richiede una padronanza del proprio corpo e un'attenta osservazione delle proprie sensazioni fisiche. L'allenamento focalizzato in questa direzione può quindi avere anche effetti collaterali positivi sulla salute sessuale generale e sul benessere fisico. Può contribuire a ridurre il rischio di problemi come la disfunzione erettile e può anche aiutare nella gestione dello stress, grazie all'aumentata consapevolezza corporea e al controllo.

Sebbene l'orgasmo multiplo sia un fenomeno ben conosciuto e accettato nel mondo femminile, per gli uomini rimane ancora un territorio relativamente inesplorato. Tuttavia, è un territorio che sta rapidamente guadagnando popolarità, poiché sempre più uomini riconoscono e ricercano i benefici trasformativi che può portare alla loro vita di coppia. Con questa abilità, gli uomini possono non solo estendere la durata del piacere per entrambi i partner, ma possono anche arricchire la qualità emotiva e spirituale della loro intimità sessuale.

Ma il viaggio verso la maestria dell'orgasmo multiplo maschile non è solo una questione di tecniche e allenamento fisico. È anche un percorso di profonda connessione e comunicazione con la tua partner. Essere un amante eccezionale non è solo una questione di abilità fisiche; è anche una questione di empatia, di comprensione e di sintonia con i desideri e le esigenze della tua partner.

Ecco perché è fondamentale mantenere un dialogo aperto e onesto con la tua partner su questa avventura che stai per intraprendere. Scoprire cosa la soddisfa, cosa la eccita e cosa le offre il massimo piacere è un aspetto cruciale del viaggio. Come spesso accade, la chiave per essere un buon amante sta tanto nell'ascoltare quanto nel fare.

L'orgasmo multiplo maschile non è solo un traguardo personale; è una via che può portare a una maggiore intimità, a una connessione più profonda e a una vita di coppia più soddisfacente. Ma come ogni viaggio, richiede preparazione, pratica e, soprattutto, la volontà di esplorare insieme. Quindi, mentre ti prepari a intraprendere questo cammino, assicurati di farlo mano nella mano con la tua partner, comunicando apertamente e creando uno spazio sicuro per questa trasformazione reciproca

UN MESSAGGIO SPECIALE PER LE DONNE

<u>Un Ruolo Cruciale nel Percorso verso l'Orgasmo Multiplo Maschile</u>

Saluti a tutte le donne che stanno leggendo questo libro. Questo momento è dedicato esclusivamente a voi, per discutere il vostro ruolo e la vostra prospettiva su questa straordinaria avventura di crescita sessuale. So che alcune di voi potrebbero nutrire dubbi o preoccupazioni sull'idea dell'orgasmo multiplo maschile, temendo che possa trasformare il vostro partner in una sorta di "macchina del sesso" senza emozioni. Ma vi assicuro, queste tecniche hanno il potere di creare un'esperienza sensuale e condivisa che va ben oltre le vostre aspettative.

Anche se gli esercizi proposti possono sembrare a prima vista troppo tecnici o meccanici, vi prego di considerare l'effetto complessivo che avranno sulla vostra vita di coppia. Questi esercizi non solo aiuteranno il vostro partner a diventare più consapevole del suo corpo e del suo piacere, ma libereranno anche entrambi da inibizioni e paure, permettendovi di esplorare nuove vette di intimità e piacere condiviso.

Vorrei anche affrontare l'idea che questi esercizi siano principalmente destinati agli uomini e che quindi possiate sentirvi come mere spettatrici. In realtà, il vostro ruolo è fondamentale. Il vostro partner sta intraprendendo questo percorso non solo per il suo bene, ma anche per migliorare la vostra esperienza condivisa di intimità. Siete ben lontane dall'essere semplici osservatrici; siete co-protagoniste in questa avventura di scoperta e piacere.

Ecco perché è così importante che vi approcciate a questi esercizi con la stessa serietà e apertura con cui lo fa il vostro partner. Se trovate che l'esperienza non sia eccitante o gratificante per entrambi, è un segnale che qualcosa non sta funzionando come dovrebbe. In questi casi, prendetevi un momento per riflettere insieme sulle possibili cause e su come superarle.

L'entusiasmo e l'apertura emotiva da parte della donna sono spesso il catalizzatore che può rendere quest'esperienza veramente trascendentale. La passione è contagiosa, e il vostro entusiasmo può accendere una scintilla che cambia tutto. Se non siete sinceramente interessate ed eccitate all'idea di esplorare queste tecniche con il vostro partner, è probabile che l'esperienza non sarà fruttuosa per nessuno dei due.

Ricordate sempre che il sesso è un atto condiviso di piacere e intimità; non è un luogo per sacrifici unilaterali o compromessi insoddisfacenti. Compromettere il proprio piacere per il bene del partner non farà che creare tensioni e insoddisfazioni, che a lungo termine potrebbero danneggiare la relazione.

Se scegliete di partecipare, immergetevi completamente nell'esperienza. Leggete insieme le istruzioni, parlate apertamente delle vostre aspettative e desideri, e durante gli esercizi stessi, mantenete un livello elevato di comunicazione e attenzione reciproca. La magia accade quando entrambi i partner sono sincronizzati, non solo fisicamente, ma anche emotivamente e spiritualmente.

Un'ultima nota pratica: in molti esercizi, ci saranno momenti in cui è essenziale che entrambi i partner si fermino completamente. So che può essere difficile in un momento di alta eccitazione, ma resistere alla tentazione di continuare sarà alla fine ripagato con un piacere ancora più intenso per entrambi.

Quindi, care donne, vi invito a prendere questo percorso a cuore aperto. Il vostro ruolo è più di quello di un semplice spettatore; siete la linfa vitale che può rendere questa esperienza trascendentale per entrambi. E ricordate, il vero obiettivo qui è il piacere e la crescita condivisi. Quindi, siate presenti, siate aperte e, soprattutto, divertitevi.

UN PERCORSO STRUTTURATO DELL'ORGASMO MULTIPLO MASCHILE.

Questo libro è stato accuratamente strutturato per guidare gli uomini in un viaggio di auto-scoperta verso il potere dell'orgasmo multiplo, un fenomeno che consente di vivere orgasmi multipli senza eiaculazione. Questa pratica ha il potenziale di rivoluzionare non solo la tua vita sessuale, ma anche il tuo rapporto con te stesso e con il tuo partner. Ogni esercizio è stato meticolosamente progettato e sequenziato per facilitare un'apprendimento progressivo e impatto ottimale.

Prima di tutto, è fortemente raccomandato leggere e considerare ogni esercizio, anche se non prevedi di eseguirli tutti. Ogni esercizio è stato creato per servire uno scopo particolare, e potresti scoprire che alcune tecniche sono particolarmente efficaci per te. Alcuni esercizi sono ideali per la pratica di coppia, mentre altri possono essere effettuati individualmente. Non c'è un "modo giusto" di affrontare questi esercizi; la scelta dipende dalla tua comfort zone e dal tuo stile di apprendimento.

Per massimizzare i benefici di questa pratica, ci sono due linee guida cruciali da seguire:

- **Esecuzione Consapevole**: Ogni coppia di esercizi è stata progettata per coprire diversi aspetti del processo. È fondamentale eseguire almeno uno degli esercizi di ogni coppia, indipendentemente dal fatto che tu scelga di farlo da solo o con un partner. Questo perché ciascun esercizio di una coppia è stato progettato per complementare l'altro, offrendo un approccio olistico all'apprendimento.

- **Sequenza Importante**: Anche se potresti essere tentato di saltare avanti, è consigliabile seguire l'ordine degli esercizi come presentato nel libro. Sono stati progettati per costruire una base solida e progredire in maniera logica, evitando frustrazioni o possibili ostacoli.

Non prendere questa guida come un sprint; è più una maratona. Non c'è bisogno di affrettarsi per completare tutti gli esercizi in un breve lasso di tempo. Il percorso verso la maestria nell'orgasmo multiplo è un viaggio, non una destinazione. Può richiedere settimane o addirittura mesi di pratica costante, ma il viaggio stesso è parte del piacere e dell'apprendimento.

Prima di iniziare qualsiasi esercizio, leggi attentamente le istruzioni. Anche se potresti considerarti un esperto in materia, le istruzioni sono fondamentali per comprendere la logica e il fine di ogni pratica. Se stai lavorando con un partner, la comunicazione è chiave: discuti insieme prima di iniziare, assicurandoti che entrambi sappiate cosa aspettarvi.

Ricorda, l'obiettivo ultimo è migliorare la tua vita sessuale e rafforzare la tua connessione emotiva con te stesso e con il tuo partner. Quindi, se inizialmente non vedi risultati immediati, non scoraggiarti. La perseveranza è la chiave, e i frutti di questo impegno, come saggiamente ha detto il Dalai Lama XIV, sono le vere fonti della felicità:

LA FELICITÀ NON È QUALCOSA DI GIÀ FATTO. VIENE DALLE TUE AZIONI.

Nel panorama della sessualità maschile, l'allenamento del muscolo pubococcigeo, noto anche come muscolo PC, è un tesoro nascosto, spesso sottovalutato, che detiene la chiave per sbloccare livelli superiori di piacere sessuale e controllo. Situato in una regione anatomica che va dall'osso pubico al coccige, questo muscolo è il fulcro di molte funzioni sessuali, come il controllo dell'eiaculazione e l'intensificazione delle sensazioni orgasmiche. Ma per sfruttare appieno questi vantaggi, è fondamentale seguire un regime di allenamento mirato e scientificamente fondato. In questo capitolo, entreremo nel dettaglio di una serie di esercizi progressivi che ti guideranno nel viaggio verso la multiorgasmia maschile, un territorio che molti considerano mitico, ma che è scientificamente raggiungibile.

Prima di tutto, è fondamentale comprendere che questi esercizi non sono una scorciatoia né una soluzione rapida. Richiedono impegno serio, costanza e una pratica meticolosa. Uno degli esercizi più basilari per iniziare a padroneggiare il tuo muscolo PC è la tecnica di contrazione e rilascio. In termini semplici, si tratta di contrarre il muscolo PC come se stessi cercando di interrompere un flusso di urina. Mantieni questa contrazione per circa tre-cinque secondi, poi rilassa il muscolo. L'obiettivo è fare set di queste contrazioni, ripetendole almeno dieci volte per sessione e idealmente due o tre volte al giorno. La bellezza di questo esercizio è che può essere fatto quasi ovunque: mentre sei seduto alla tua scrivania, durante la guida o addirittura mentre fai la doccia.

Sebbene l'obiettivo finale sia elevare la tua vita sessuale, è vitale non cadere nella trappola della fretta o dell'impatienza. I benefici non saranno immediati. Tuttavia, con la pratica costante, noterai gradualmente miglioramenti: una maggiore resistenza, un controllo più preciso sull'eiaculazione e orgasmi più intensi.

Se sei in una relazione e la tua partner è interessata a partecipare a questo entusiasmante percorso di crescita sessuale, è assolutamente vantaggioso coinvolgerla. Parlate apertamente delle tue intenzioni e del tuo impegno, ma considera che i primi esercizi sono più efficaci se eseguiti da soli. Questo ti permetterà di concentrarti pienamente sulle tue sensazioni fisiche, senza le distrazioni o le pressioni che possono venire dall'essere osservato.

Ricorda, ogni individuo è differente, e quindi anche i tempi per raggiungere la padronanza del muscolo PC variano da persona a persona. È importante mantenere una mentalità aperta e positiva, focalizzandoti sul viaggio più che sulla destinazione. Allo stesso tempo, non ignorare l'importanza del benessere emotivo e mentale. Un approccio equilibrato alla sessualità implica non solo la maestria fisica ma anche un equilibrio psico-emotivo.

Per facilitare il tuo impegno, questo libro include simboli specifici accanto agli esercizi: ♂ per quelli individuali e ♂ ♀ per quelli progettati per essere eseguiti in coppia. Questi simboli servono come guide visive che ti aiutano a decidere quali esercizi sono più adatti alla tua situazione attuale.

L'allenamento completo del muscolo PC è una forma di "ginnastica intima" che potrebbe non farti vincere medaglie d'oro alle Olimpiadi, ma può certamente elevare la tua vita sessuale a livelli olimpici di soddisfazione e piacere. Con la giusta combinazione di determinazione, pratica e consapevolezza mentale, sei sulla strada giusta per diventare un uomo multiorgasmico, capace di esperienze sessuali più ricche, più controllate e incredibilmente più gratificanti.

A. ESERCIZIO 1: TROVARE E ISOLARE IL MUSCOLO PC ⚦

L'esercizio di identificazione e isolamento del muscolo pubococcigeo, comunemente noto come muscolo PC, è la pietra angolare su cui si basano tutte le successive tecniche e strategie per migliorare la salute sessuale e il controllo orgasmico. Il muscolo PC è una fascia muscolare che attraversa il pavimento pelvico, partendo dall'osso pubico e arrivando fino al coccige. Ha un ruolo chiave in una serie di funzioni vitali, tra cui il controllo della minzione e l'eiaculazione. Tuttavia, a causa della sua posizione interna e della mancanza di consapevolezza corporea, molti uomini fanno fatica a identificarlo e ad attivarlo indipendentemente dai muscoli circostanti come quelli addominali, delle cosce o delle natiche.

Per iniziare, trova un luogo tranquillo e confortevole dove possa concentrarti. Posiziona delicatamente una o due dita sul perineo, la zona di pelle situata tra i testicoli e l'ano. Questo ti fornirà una percezione tattile diretta dell'area che stai cercando di attivare. Ora immagina di dover interrompere un flusso di urina o di trattenere un peto; il muscolo che senti contrarsi sotto le tue dita è il muscolo PC.

Se eseguito correttamente, dovresti sentire una leggera tensione o sollevamento in questa zona, e potresti anche notare un leggero movimento dei testicoli e del pene. Importante: assicurati che i muscoli dell'addome, delle cosce e delle natiche rimangano rilassati durante questo processo. Se li senti contrarsi, prenditi un momento per rilassarti e riprova, focalizzandoti esclusivamente sul muscolo PC.

Una volta che hai acquisito la capacità di isolare e contrarre volontariamente il tuo muscolo PC, sei pronto per passare agli esercizi di Kegel, che sono fondamentalmente sequenze di contrazioni e rilassamenti di questo muscolo. Questi esercizi possono essere eseguiti in qualsiasi contesto mentre sei seduto al lavoro, in auto, o anche mentre guardi la televisione. Basta contrarre il muscolo PC per alcuni secondi e poi rilassarlo. Ripeti per diverse serie, a seconda del tuo livello di comfort e resistenza.

Un aspetto fondamentale da tenere presente è che non è necessario, né consigliabile, mantenere un'erezione durante questo esercizio. L'obiettivo è focalizzarsi sul muscolo PC e imparare a controllarlo, indipendentemente dallo stato di erezione.

Saper individuare e isolare il muscolo PC può richiedere un po' di tempo e pratica, ma una volta padroneggiata questa abilità, avrai accesso a un ampio ventaglio di benefici, tra cui un migliore controllo eiaculatorio, orgasmi più intensi e una vita sessuale più gratificante. E come bonus, migliorare la forza e la resistenza del tuo muscolo PC può anche avere effetti benefici su altre funzioni corporee, come la stabilità del tronco e la salute della vescica. Quindi, armati di pazienza e dedizione, e inizia il tuo viaggio verso una migliore consapevolezza e padronanza del tuo corpo.

B. ESERCIZIO 2: IL RINFORZO DEL MUSCOLO PC ♂

Una volta che hai acquisito familiarità con il tuo muscolo PC attraverso l'esercizio iniziale di identificazione, sei pronto per passare al secondo esercizio: un regime strutturato di contrazioni muscolari. Questo esercizio è studiato per rinforzare il tuo muscolo PC e fornirti un controllo più preciso durante momenti sessuali, oltre a beneficiare la tua salute pelvica in generale.

L'obiettivo di questo esercizio è eseguire una serie di 20 contrazioni del muscolo PC, mantenendo ciascuna contrazione per uno o due secondi. È fondamentale che tu ti concentri su ogni singola contrazione, assicurandoti di attivare solo il muscolo PC e non i muscoli circostanti come gli addominali o le cosce. Se hai dubbi o ti senti insicuro, puoi posizionare le dita sul perineo per avere un feedback tattile, anche se con il tempo dovresti essere in grado di fare questo esercizio senza tale guida.

Ecco un esempio per illustrare come inserire questo esercizio nella tua routine quotidiana: immagina di eseguire la prima serie di 20 contrazioni mentre ti lavi i denti al mattino. La seconda serie potrebbe essere fatta durante la pausa pranzo al lavoro, e la terza mentre sei nel traffico o mentre guardi la TV alla sera. Il trucco è rendere queste serie un'abitudine quotidiana, proprio come mangiare o dormire.

Durante l'esecuzione di queste contrazioni, è vitale mantenere una respirazione costante e rilassata. Trattenere il respiro può creare tensione nel corpo e ridurre l'efficacia dell'esercizio. Un buon consiglio è abbinare la contrazione del muscolo PC all'espirazione e il rilascio del muscolo all'inspirazione.

Questo regime di esercizio dovrebbe essere mantenuto per almeno tre settimane per vedere risultati significativi. Tuttavia, come per qualsiasi altro tipo di esercizio fisico, la chiave del successo è la costanza. Se salti giorni o non esegui le contrazioni con la dovuta attenzione, i benefici saranno minori.

In sintesi, gli step fondamentali dell'esercizio sono:

- Localizza il muscolo PC, che hai già imparato a identificare nel primo esercizio.

- Esegui 20 contrazioni del muscolo PC, mantenendo ciascuna per uno o due secondi.

- Assicurati di respirare normalmente durante tutto l'esercizio.

- Ripeti queste serie di 20 contrazioni tre volte al giorno.

• Mantieni questa routine per almeno tre settimane per massimizzare il rafforzamento del muscolo PC.

Mettendo in pratica questo esercizio con disciplina e attenzione, non solo rafforzerai il tuo muscolo PC, ma migliorerai anche il tuo controllo sull'eiaculazione e la qualità degli orgasmi, portando a una vita sessuale più appagante e soddisfacente per te e il tuo partner.

LA CORRETTA ESECUZIONE DEGLI ESERCIZI

Puoi praticarli praticamente ovunque, a tua discrezione, senza destare sospetti. Immagina di essere in una lunga fila in farmacia, bloccato nel traffico o addirittura in una riunione noiosa al lavoro. Invece di perdere tempo, potresti effettivamente utilizzare quei momenti per migliorare il tuo controllo muscolare e, di conseguenza, la tua vita sessuale.

Tuttavia, come in ogni forma di allenamento, ci sono alcune trappole comuni in cui potresti incappare. La prima è l'overtraining, o eccesso dl allenamento. Sebbene sia allettante eseguire una quantità eccessiva di contrazioni, sperando in risultati rapidi, devi resistere all'impulso. L'overtraining può portare a stanchezza muscolare e persino a infiammazioni, che potrebbero metterti fuori gioco per giorni o settimane. Perciò, come per qualsiasi altra forma di allenamento fisico, l'approccio più saggio è quello graduale: inizia con un numero moderato di ripetizioni e aumenta progressivamente la frequenza e l'intensità.

Il secondo ostacolo comune è l'isolamento impreciso del muscolo PC. Spesso, soprattutto per i principianti, è facile coinvolgere altri gruppi muscolari, come quelli addominali o delle cosce, nel tentativo di eseguire l'esercizio. Il trucco qui è prestare attenzione al corpo e addestrarsi a isolare il muscolo PC. Un modo efficace per farlo è concentrarsi su una respirazione profonda e controllata durante l'esercizio. Questo aiuta non solo a mantenere rilassati gli altri muscoli, ma migliora anche la tua consapevolezza corporea, rendendo più facile isolare il muscolo PC.

Se ti accorgi che altri muscoli interferiscono con il tuo allenamento, ecco un consiglio pratico: prima di iniziare con gli esercizi del muscolo PC, esegui alcune contrazioni e rilassamenti dei muscoli "intrusi" per stancarli. Ad esempio, se i tuoi muscoli addominali tendono a contrarsi durante gli esercizi del PC, prova a fare alcune contrazioni addominali per affaticarli prima di iniziare il tuo allenamento del PC. Questo permetterà al muscolo PC di essere il protagonista indiscusso dell'esercizio.

L'allenamento del muscolo PC è un percorso che richiede attenzione, ma è incredibilmente gratificante. Con una pratica costante e un po' di auto-consapevolezza, potrai non solo migliorare la tua vita sessuale, ma anche guadagnare un maggiore controllo su questo muscolo spesso trascurato, che ha un impatto così significativo sul tuo benessere generale. Quindi, se sei pronto a intraprendere questo viaggio, ricorda: vai a passo d'uomo, presta attenzione ai dettagli e, soprattutto, divertiti nel processo!

C. ESERCIZIO 3: IL POTENTE COMPRESSIONE ⚦

Se hai seguito diligentemente gli esercizi precedenti, congratulazioni! Ora sei pronto per affrontare una tecnica più avanzata che chiamo "Il Potente Compressione", conosciuta anche come "Compressione Energetica" o "Morsa Intensa". Questa è un'evoluzione delle contrazioni rapide che hai praticato finora, e l'obiettivo è di aumentare la forza e la resistenza del tuo muscolo PC.

Nella routine che ti propongo, continuerai con le tue venti contrazioni rapide, effettuate tre volte al giorno. Tuttavia, ora introdurremo un nuovo elemento: dieci contrazioni lente e controllate. Ecco come farlo: inizia contraendo il muscolo PC lentamente, ma con quanta più forza possibile, per un periodo di cinque secondi. Immagina di sollevare un peso molto pesante con il tuo muscolo PC, utilizzando una forza crescente per arrivare al massimo della contrazione alla fine dei cinque secondi.

Dopo aver raggiunto la contrazione massima, mantienila per ulteriori cinque secondi. È come se tu stessi tenendo sollevato quel peso pesante, impegnando il muscolo al massimo. Infine, rilascia la contrazione lentamente, diminuendo la forza durante i successivi cinque secondi, come se stessi abbassando delicatamente il peso a terra.

Esempio pratico: immagina di essere in una palestra virtuale per il muscolo PC. Contrarre il muscolo per cinque secondi è come sollevare un manubrio dal pavimento. Mantenere la contrazione per altri cinque secondi equivale a tenere il manubrio sollevato.

Rilasciare lentamente la tensione è come abbassare il manubrio al suolo con controllo.

È normale che all'inizio tu possa trovare difficile mantenere questa intensità per dieci cicli completi. Forse riuscirai a fare solo una o due contrazioni lente e intense prima di sentirti stanco. Non preoccuparti; come per qualsiasi altro esercizio fisico, la resistenza e la forza migliorano con la pratica costante. L'obiettivo è eseguire dieci di queste contrazioni potenti, impiegando da dieci a quindici secondi per ciascuna, e potrebbe essere necessario qualche giorno o addirittura alcune settimane per arrivare a questo punto.

La cosa più importante è ascoltare il proprio corpo. Non spingerti troppo e goditi il processo. I muscoli del PC, a differenza di altri gruppi muscolari, rispondono molto rapidamente all'allenamento, quindi vedrai progressi tangibili in breve tempo. Ma ricorda, la precisione e la dedizione sono cruciali. Questo è il fondamento su cui costruirai le tue future competenze nel raggiungimento dell'orgasmo multiplo.

Nell'arte dell'orgasmo multiplo maschile, non c'è posto per l'approccio "alla cieca" o per i tentativi casuali. Pensa a questo percorso come a imparare a suonare un complicato pezzo musicale. Non puoi aspettarti di eseguirlo perfettamente senza aver prima praticato le note di base. Dedica il tempo necessario a padroneggiare ogni tappa e, prima di rendertene conto, avrai raggiunto livelli di piacere e controllo che non avresti mai pensato possibili.

6. MITI, REALTÀ E PERCORSI PER L'APPAGAMENTO SESSUALE

Se hai mai sentito parlare del concetto di orgasmo multiplo maschile, potresti esserti chiesto cosa esattamente comporti. Questo fenomeno affascinante e spesso misconosciuto offre agli uomini l'opportunità di sperimentare più momenti di piacere intenso in una singola sessione sessuale, senza la necessità di un periodo refrattario tra ciascuno. A differenza dell'orgasmo singolo, che è più comune e ben compreso, l'orgasmo multiplo maschile è circondato da un alone di curiosità e, talvolta, di incredulità.

Uno dei primi quesiti che sorgono è: è un'esperienza di piacere superiore rispetto all'orgasmo singolo? La risposta a questa domanda è soggettiva e varia da individuo a individuo. Alcuni uomini riportano che il piacere intensificato e prolungato rende l'orgasmo multiplo una meta desiderabile, mentre altri trovano l'esperienza dell'orgasmo singolo altrettanto appagante.

Un'altra domanda comune è: quanto sforzo è necessario per raggiungere un orgasmo multiplo? Contrariamente a quanto si potrebbe pensare, la strada per l'orgasmo multiplo non è semplicemente una questione di resistenza fisica o di tecniche sessuali avanzate. Richiede un impegno costante in termini di auto-comprensione, controllo muscolare e, a volte, una sintonizzazione emotiva e psicologica con il proprio corpo e il proprio partner.

Ma come si differenzia l'orgasmo multiplo maschile dall'esperienza femminile? Mentre le donne hanno spesso una maggiore facilità nel raggiungere orgasmi multipli a causa delle differenze nella fisiologia sessuale, il percorso per gli uomini può essere più complesso e richiede una maggiore padronanza delle proprie risposte corporee. Tuttavia, entrambi i sessi possono trarre un immenso piacere e una maggiore connessione emotiva attraverso questa esperienza.

E ora, la questione più pressante: come si raggiunge un orgasmo multiplo maschile? La risposta è un mix di fattori che includono la conoscenza anatomica, il controllo muscolare specifico, soprattutto del muscolo pubococcigeo o muscolo PC, e una profonda consapevolezza delle proprie risposte sessuali. Inoltre, la comunicazione con il partner, la pratica e la pazienza sono elementi chiave per sbloccare questo livello avanzato di piacere sessuale. Attraverso l'educazione, la pratica regolare e l'apertura mentale, l'orgasmo multiplo può diventare una parte accessibile e appagante del tuo repertorio sessuale

OLTRE IL MITO E VERSO LA REALIZZAZIONE SESSUALE

Per penetrare nel cuore del fenomeno dell'orgasmo multiplo maschile, è indispensabile iniziare con una definizione chiara e precisa. Essere un uomo multiorgasmico, in termini non ambigui, significa avere la capacità di sperimentare più di un orgasmo in una singola sessione sessuale senza interruzioni o periodi di refrattarietà. Questo sta a contrasto con l'esperienza sessuale più comune tra gli uomini, che prevede un singolo orgasmo seguito da una fase refrattaria. Durante questa fase, il pene diventa meno reattivo agli stimoli sessuali e spesso perde l'erezione, richiedendo un periodo di "riposo" prima che l'attività sessuale possa essere ripresa con successo.

L'uomo multiorgasmico, tuttavia, rompe questo schema convenzionale. Egli è in grado di mantenere la sua erezione anche dopo aver raggiunto un apice di piacere e può proseguire nell'attività sessuale, avendo la possibilità di sperimentare un secondo, un terzo o persino più orgasmi consecutivi. È cruciale sottolineare che stiamo parlando di orgasmi che avvengono in rapida successione, senza la necessità di lunghi intervalli o pause tra di loro.

Questo non è da confondere con la capacità di avere più orgasmi in un arco di tempo più lungo, come una giornata o una notte intera, che potrebbero essere intervallati da periodi di riposo o addirittura interruzioni nell'attività sessuale. L'uomo multiorgasmico è letteralmente in grado di "rimanere in azione" immediatamente dopo aver raggiunto un orgasmo. Sebbene possa scegliere di fare una pausa per vari motivi, come per esempio se lo desiderano sia lui che la sua partner, non è obbligato a farlo per limitazioni fisiche.

La dimestichezza con questa abilità offre un'esperienza che si distingue in maniera significativa da quella dell'orgasmo singolo, aprendo nuove dimensioni di piacere, intimità e connessione sia per l'uomo che per la sua partner. È come passare da un fuoco d'artificio singolo a una vera e propria sinfonia pirotecnica, intensificando l'esperienza globale per tutti i coinvolti.

IL PERCORSO VERSO LA MULTIORGASMICITÀ

Per sbloccare le porte del piacere multiorgasmico, è indispensabile un profondo viaggio di auto-scoperta e comprensione del proprio corpo, insieme ad un impegno attivo nel potenziamento delle proprie abilità sessuali. Uno degli strumenti più potenti nel vostro arsenale è il muscolo pubococcigeo, o muscolo PC, che gioca un ruolo cruciale nel controllo dell'eiaculazione e nell'intensificazione delle sensazioni orgasmiche. Esercizi di Kegel, sviluppati specificamente per il rafforzamento di questo muscolo, possono essere incredibilmente efficaci per migliorare il controllo sull'eiaculazione e per accrescere la percezione delle sensazioni pre-orgasmiche.

Oltre alla tonificazione muscolare, tecniche come la meditazione e la respirazione profonda possono fornire un ulteriore grado di controllo sulle risposte sessuali del corpo. Queste pratiche non solo aiutano a calmare la mente, ma anche ad allineare i ritmi corporei, permettendo una migliore regolazione delle risposte fisiche durante l'atto sessuale.

La comunicazione aperta, onesta e attiva con il proprio partner è un altro ingrediente fondamentale nel viaggio verso l'orgasmo multiplo. Condividere desideri, esplorare fantasie e discutere limiti può creare un ambiente in cui entrambi i partner si sentono liberi di esplorare e sperimentare, facilitando così il raggiungimento di nuove altezze di piacere e intimità.

Vale la pena di notare che la multiorgasmicità non è una meta alla quale tutti gli uomini possono o vogliono aspirare, né è un prerequisito per vivere una vita sessuale appagante e soddisfacente. Tuttavia, per chi è curioso e disposto a dedicare tempo ed energia alla scoperta e alla pratica delle tecniche coinvolte, il viaggio verso la multiorgasmicità può essere una strada gratificante e arricchente, colma di nuove esperienze e di un profondo senso di connessione con il proprio corpo e con il partner.

ORGASMO SENZA EIACULAZIONE

L'orgasmo senza eiaculazione, noto anche come "orgasmo secco," rappresenta una delle tecniche più intriganti e meno comprese nella realizzazione dell'orgasmo multiplo maschile. A prima vista, l'idea potrebbe sembrare bizzarra o persino contraddittoria. Dopotutto, per molti uomini, orgasmo ed eiaculazione sembrano essere due facce della stessa medaglia, tanto che separarli potrebbe apparire come tentare di dividere il fulmine dal tuono. Eppure, la scienza della sessualità ci dice che sono due processi fisiologici distinti che, sebbene spesso accadano simultaneamente, possono essere sperimentati separatamente.

Immaginate l'orgasmo e l'eiaculazione come due danzatori in un intricato balletto. Sì, quando danzano insieme, creano un'esperienza unica e armoniosa. Tuttavia, è possibile che uno danzi mentre l'altro rimane fermo. Nel contesto dell'orgasmo, questo significa che potete raggiungere l'apice del piacere senza necessariamente passare attraverso l'eiaculazione. Il vantaggio?

Mantenete l'erezione e siete pronti per il prossimo atto del balletto del piacere.

Ecco come funziona: tramite il controllo dell'eiaculazione e la contrazione precisa e tempestiva dei muscoli pelvici, potete sperimentare l'intensità dell'orgasmo pur mantenendo l'erezione per ulteriori atti sessuali. La chiave è la padronanza dei muscoli del pavimento pelvico, in particolare il muscolo pubococcigeo (PC), che avete tonificato con gli esercizi di Kegel.

Pensate a un semaforo. Quando vedete il segnale arancione, siete vicini all'orgasmo. Qui è dove la contrazione del muscolo PC entra in gioco. Una contrazione ben eseguita e tempestiva può fermare l'eiaculazione (il segnale rosso), permettendovi di vivere l'orgasmo senza "fermare il traffico," per così dire.

Se questa è una rivelazione per voi, non siete soli. Molti uomini potrebbero aver accidentalmente sperimentato un orgasmo senza eiaculazione in passato, magari attribuendolo a una sorta di anomalia o evento casuale. Alcuni potrebbero averlo trovato preoccupante, temendo che ci fosse qualcosa di "sbagliato" in loro. In realtà, è un'abilità che, una volta compresa e perfezionata, può aprire nuovi orizzonti di piacere e intimità.

IL PUNTO G MASCHILE

Il concetto del punto G è spesso associato esclusivamente al piacere femminile, ma è giunto il momento di sfatare questo mito e gettare luce sull'equivalente maschile: il punto G maschile, o piacere prostatico. Situata tra la base della vescica e il retto, la prostata è un piccolo organo glandolare che può essere una potente fonte di piacere sessuale per gli uomini. La sua stimolazione, se eseguita correttamente, può offrire un'esperienza orgasmica straordinariamente intensa e diversificata, distinta dall'orgasmo tipicamente ottenuto attraverso la stimolazione del pene.

Prima di procedere, è fondamentale notare che la stimolazione della prostata non è per tutti; alcune persone la trovano estremamente piacevole, mentre altre non avvertono particolari sensazioni. Tuttavia, per coloro che sono aperti a esplorare questa dimensione della loro sessualità, il potenziale per orgasmi potenti e persino multipli è notevole.

Ma come si accede a questa fonte segreta di piacere? La stimolazione della prostata può essere effettuata manualmente, tramite un dito, o con l'uso di strumenti specializzati come massaggiatori prostatici. La chiave è la delicata pressione e il movimento ritmico, che possono scatenare un'esplosione di sensazioni piacevoli.

Immaginate di eseguire un delicato movimento a "vena d'acqua" con un dito o un massaggiatore prostatico. Iniziate con una pressione leggera e aumentate gradualmente, sempre attenti alle reazioni del vostro corpo. La sensazione può essere inizialmente strana, ma con la pratica, molti uomini riferiscono di sperimentare orgasmi incredibilmente intensi e profondi.

Un altro aspetto affascinante della stimolazione prostatica è la sua capacità di essere combinata con altre forme di stimolazione sessuale. Ad esempio, la stimolazione simultanea della prostata e del pene può amplificare le sensazioni orgasmiche e aumentare le possibilità di raggiungere orgasmi multipli. Questo potrebbe essere particolarmente utile per gli uomini che stanno cercando di esercitare un maggiore controllo sulla loro eiaculazione e raggiungere lo stato di multiorgasmicità.

Il punto G maschile è un territorio inesplorato che merita attenzione. Che tu sia un novizio nella scoperta di questo tipo di piacere o un esploratore esperto, c'è sempre qualcosa di nuovo da scoprire. Con la giusta attenzione, apertura mentale e pratica, la stimolazione della prostata può diventare una parte entusiasmante e gratificante del tuo repertorio sessuale.

L'ASPETTO PIÙ IMPORTANTE

La gestione delle aspettative emerge come un elemento cruciale nel percorso verso la maestria dell'orgasmo multiplo maschile. È importante sottolineare che non tutti gli uomini saranno in grado di sperimentare orgasmi multipli e che, anche tra coloro che lo fanno, la capacità di raggiungere orgasmi multipli potrebbe non essere una costante in ogni incontro sessuale. Questo potrebbe dipendere da diversi fattori, tra cui lo stato emotivo, il livello di stress o anche la dinamica con il partner.

In questo contesto, l'obiettivo non dovrebbe essere tanto il raggiungimento di un certo numero di orgasmi, quanto piuttosto l'immersione totale nel piacere e nel godimento del momento presente. Mettere troppa pressione su se stessi o sul partner per raggiungere un determinato "risultato" può, paradossalmente, ostacolare il raggiungimento dello stesso.

Quindi, mentre è entusiasmante esplorare le potenzialità del proprio corpo e imparare nuove tecniche, è altrettanto fondamentale mantenere una prospettiva equilibrata. La sessualità è un viaggio personale, unico per ogni individuo. Ogni esperienza sessuale è una tessera nel mosaico complesso dell'intimità umana, e l'orgasmo multiplo è solo una di queste tessere.

Ciò che realmente arricchisce la vita sessuale è un mix di componenti, che vanno dalla comunicazione aperta e sincera con il partner, al rispetto reciproco, all'intimità emotiva e fisica. Il vero piacere deriva da una combinazione di questi fattori, e spesso varia da persona a persona, e persino da momento a momento per la stessa persona.

Mentre l'orgasmo multiplo può essere una meta affascinante da raggiungere, è solo uno degli innumerevoli modi per vivere la sessualità. Pertanto, prenditi il tempo di esplorare e sperimentare, sempre nel rispetto dei tuoi limiti, desideri e quelli del tuo partner. Il più grande dono che puoi darti è una comprensione profonda e rispettosa del tuo corpo e della tua sessualità, che ti permetta di vivere ogni momento di intimità come un'esperienza unica e gratificante.

STEFANO ED ELENA: MAESTRI NELL'ARTE DELL'INTIMITÀ APPAGANTE

Stefano un uomo che vive l'intimità in modo appagante

Vi presento Stefano, un uomo che ha trasformato l'arte dell'intimità in un viaggio appagante e stimolante. Da quasi un decennio, Stefano ha adottato le tecniche e i metodi esplorati in questo libro, affinando un approccio all'intimità che è tanto personale quanto universale. Il suo viaggio è un esempio illuminante di come le strategie che stiamo discutendo possono essere applicate in modi unici, adattandosi ai desideri e ai bisogni individuali.

Quando Stefano ed Elena, la sua compagna, decidono di dedicarsi un momento di passione, l'esperienza è attentamente orchestrata ma al tempo stesso spontanea. Stefano impiega generalmente una decina di minuti per raggiungere il primo picco del piacere. Inizia con tocchi delicati, baci e carezze, per poi incrementare gradualmente l'intensità e l'energia. Poco prima di toccare l'apice, Stefano attiva una tecnica ben precisa: contrae i muscoli pelvici, in particolare quelli che vanno dalla base del suo pene all'area dietro i testicoli. Questo gli consente di sperimentare una forma di estasi che include tutto, dal battito cardiaco accelerato, alle contrazioni muscolari, fino a quella sensazione di totale abbandono il tutto senza eiaculare.

Invece di concludere l'atto in quel momento, Stefano mantiene la sua energia e vigore e continua la sua danza amorosa con Elena, avendo ulteriori due, tre o persino quattro orgasmi di questo tipo. Quando entrambi sentono che è il momento giusto per concludere,

Stefano permette a se stesso un'ultima ondata di piacere, questa volta con eiaculazione.

Stefano può orchestrare queste esperienze perché ha sviluppato un eccellente controllo sui suoi muscoli pelvici, grazie alle tecniche che ha appreso e perfezionato nel tempo. Quello che rende la loro intimità ancora più speciale è che Stefano è estremamente sintonizzato sui desideri di Elena. Se lei anela a un incontro prolungato, lui è più che felice di posticipare il suo culmine. Se invece lei è dell'umore per una connessione più breve e intensa, Stefano accondiscende con amore e attenzione. Alcune notti possono trasformarsi in maratone sensuali, mentre altre sono esperienze più brevi ma ugualmente intense.

Ma la storia di Stefano è solo la punta dell'iceberg. Questo libro vi fornirà le fondamenta per sviluppare la vostra versione personale di intimità appagante. Alcuni uomini, come Stefano, riescono a raggiungere orgasmi multipli ritardando l'eiaculazione, mentre altri sperimentano orgasmi parziali o totali che non compromettono l'erezione. Alcuni preferiscono spaziare i loro orgasmi nel corso di un lungo incontro amoroso, mentre altri vivono un'intensa cascata di piacere in brevi intervalli.

Non c'è un modo giusto o sbagliato di vivere la propria sessualità. Ogni corpo è un universo a sé, con le proprie leggi e le proprie reazioni. Mentre procedete nella lettura, vi presenteremo anche altre storie di uomini che hanno abbracciato la multiorgasmia in modi diversi da Stefano, per darvi un'idea della ricchezza delle possibilità che vi attendono. Quello che tutti questi uomini hanno in comune è l'uso delle stesse tecniche di base come punto di partenza nel loro viaggio verso una sessualità più ricca e appagante.

LEO ED ALICE: IL BALLO DELL'ESTASI E L'ARTE DELLA MULTI-EIACULAZIONE

Leo è un uomo che ha portato l'intimità a nuove vette, grazie alla sua straordinaria capacità di vivere esperienze sessuali che uniscono l'impetuoso e il sensuale. Con la sua compagna Alice, ogni incontro diventa un'esperienza multisensoriale. Leo ha la rara abilità di alternare ritmi: inizia con una penetrazione intensa e veemente che lo porta rapidamente al culmine del piacere, ma senza perdere la sua virilità o la passione bruciante che lo caratterizza.

Dopo aver raggiunto il primo picco orgasmico, Leo cambia marcia, optando per movimenti più lenti e sensuali, permettendo sia a lui che ad Alice di assaporare ogni tocco, ogni sensazione. Incredibilmente, dopo questo breve intervallo di intimità più dolce, Leo è nuovamente pronto per un altro ciclo di piacere intenso. E se lo desidera, può ripetere questa "danza dell'estasi" fino a cinque o sei volte nell'arco di un'ora. Questo dono particolare offre ad Alice il tempo e lo spazio per essere travolta dall'onda dell'estasi, soddisfacendo desideri che prima rimanevano inespressi.

Prima che Leo scoprisse questa incredibile abilità, la coppia faceva affidamento su carezze, giochi erotici e altre forme di intimità per armonizzare i loro ritmi sessuali. Alice, anche se amava Leo profondamente, a volte si sentiva un po' insoddisfatta, anelando a raggiungere il vertice del piacere durante i loro momenti più intimi. Ora, grazie alle abilità quasi magiche di Leo, Alice è una donna completamente appagata.

L'arte che Leo ha perfezionato è conosciuta come "multi-eiaculazione", una tecnica avanzata che va oltre le abilità di Stefano. Leo ha la straordinaria capacità di minimizzare il suo periodo refrattario, il tempo di riposo che normalmente segue un orgasmo. Ciò gli permette di rianimare il suo ardore sessuale con una rapidità stupefacente, quasi come se avesse un interruttore interno che riaccende il suo desiderio.

Ma questa storia non è solo una celebrazione delle prodezze sessuali di Leo; è un'esplorazione profonda dell'amore, dell'intimità e della connessione unica che esiste tra lui e Alice. Superano insieme le sfide che possono emergere nella sfera sessuale, dimostrando che la comunicazione aperta, la comprensione reciproca e la crescita personale possono elevarsi a strumenti potenti per migliorare la qualità della loro vita amorosa.

La storia di Leo e Alice è un inno all'amore e alla passione che possono fiorire tra due persone. È un promemoria vivente del potere dell'intimità condivisa per rafforzare e arricchire una relazione, mostrando come la comprensione profonda del proprio corpo e del corpo del partner possa trasformare la vita di coppia in un'avventura di scoperta continua e gratificante.

NICOLÒ: L'ENIGMA SENSUALE E LA SINESTESIA DELL'ORGASMO

Nicolò è un uomo che sfida le convenzioni, un enigma vivente nel panorama della sessualità maschile. La sua esperienza sessuale è unica, quasi speculare a quella di molte donne capaci di vivere orgasmi multipli. Immaginiamoci un tipico incontro amoroso con Nicolò: inizia con un ritmo incalzante, penetrando con una passione e un'energia che raggiungono il culmine in circa dieci o quindici minuti. E proprio quando sembra che la storia debba concludersi con un classico orgasmo, accade qualcosa di straordinario.

Nicolò raggiunge un orgasmo potente e travolgente, ma solo con un'eiaculazione parziale. La sua erezione non scompare; anzi, la sensibilità del suo membro aumenta esponenzialmente. Ogni tocco diventa un'esplosione di piacere, come se il suo corpo fosse un strumento musicale perfettamente accordato, e ogni carezza una nota in una melodia di estasi. Senza perdere l'energia, Nicolò prosegue nel suo viaggio sensuale. In poco tempo, il suo corpo è investito da una serie di orgasmi minori, quasi come scintille elettrizzanti che lo attraversano in un continuum di piacere.

La peculiarità di Nicolò non sta solo nella capacità di vivere orgasmi multipli, ma nella sorprendente spontaneità con cui tutto ciò avviene. Il suo corpo, come se fosse stato plasmato da un maestro artigiano dell'intimità, ha imparato a reagire in modo automatico e sincronizzato a queste onde di piacere. Ogni volta che l'orgasmo lo avvolge, il suo corpo entra in una sorta di danza sensuale, una sinfonia di estasi che lo rende un essere umano unico nel suo genere.

Nicolò fa parte di un gruppo ristretto di uomini con la straordinaria capacità di provare orgasmi multipli, ognuno con le proprie peculiari esperienze e sensazioni. Nonostante le differenze, c'è una costante: tutti hanno dovuto seguire un percorso di apprendimento e pratica, utilizzando tecniche simili a quelle descritte in questo libro, per trasformare la loro vita sessuale in qualcosa di eccezionale.

Potresti pensare che un orgasmo senza eiaculazione sia meno intenso o meno soddisfacente. Tuttavia, preparati per una rivelazione sorprendente. Molti uomini che hanno sperimentato entrambe le tipologie di orgasmo affermano che le esperienze non eiaculatorie sono, incredibilmente, più potenti di qualsiasi orgasmo tradizionale. Sì, hai capito bene: non solo uguali, ma in alcuni casi addirittura superiori agli orgasmi classici.

Queste testimonianze, corroborate da dettagli vividi e convincenti, ti fanno desiderare di scoprire e sperimentare da solo questa stupefacente realtà. E chissà, forse anche tu potresti unirti presto a questo esclusivo club di uomini che hanno scoperto nuovi orizzonti del piacere, andando oltre gli stereotipi e le limitazioni culturali per abbracciare una forma di intimità davvero rivoluzionaria.

7. IL POTERE DEL TOCCO, IL DONO DEL SENTIRE

E' comune per gli uomini focalizzarsi su un obiettivo specifico in ambito sessuale, come se fosse una sorta di meta da raggiungere. Questa mentalità "orientata all'obiettivo" può, paradossalmente, limitare la gamma delle esperienze piacevoli, rendendo al contempo l'interazione meno coinvolgente per il partner, spesso femminile, che potrebbe desiderare un approccio più olistico e sensuale.

Per capire come sfondare questo muro invisibile e accedere al potenziale di orgasmi multipli, è essenziale acquisire una profonda consapevolezza dei cambiamenti fisici e sensoriali che si verificano durante l'eccitazione. Pensate a questo processo come a una sorta di "alfabetizzazione corporea". Allo stesso modo in cui un chef di alto livello non si limita a seguire una ricetta, ma comprende la sinergia tra gli ingredienti e la scienza della cottura, o come un artista esperto conosce non solo le tecniche di pittura ma anche le proprietà dei materiali che utilizza, anche nella sessualità è cruciale andare oltre la meccanica pura.

Immaginate il vostro corpo come un strumento musicale complesso. Non basta sapere come "suonare" alcune note (cioè, conoscere le zone erogene); è altrettanto fondamentale conoscere il "modo" in cui il vostro corpo "suona" quelle note, ovvero come reagisce ai diversi tipi di stimoli e tocco. Questa consapevolezza vi permetterà di vivere in modo più completo e intensamente gratificante le varie fasi del piacere e dell'orgasmo. Sarà come scoprire nuovi accordi e melodie nel vostro strumento corporeo, ampliando il vostro repertorio di sensazioni piacevoli.

In quest'ottica, il tocco diventa un linguaggio attraverso cui potete dialogare non solo con il vostro partner, ma anche con voi stessi. E come ogni linguaggio, più è ricco e sfaccettato, più permette una comunicazione profonda e gratificante. Prendersi il tempo di esplorare e sintonizzarsi sulle proprie sensazioni vi fornirà le competenze necessarie per padroneggiare le tecniche avanzate che verranno discusse nei capitoli successivi, avvicinandovi al raggiungimento dell'orgasmo multiplo maschile come una forma d'arte.

Pertanto, come passo successivo, vi incoraggiamo a dedicare tempo all'esplorazione sensoriale, sia da soli che con un partner, per familiarizzare con il vostro "strumento", con l'obiettivo di arricchire e potenziare la vostra vita sessuale e relazionale. Dall'auto-osservazione al dialogo aperto con il partner, ogni tassello contribuisce a costruire un'esperienza sessuale più consapevole, inclusiva e soddisfacente per tutti.

DAL SENTIRE ALL'ESSERE

Il focus di questo capitolo è una pratica rivoluzionaria nel campo della sessuologia chiamata "focalizzazione sensoriale", un metodo che va al di là della semplice eccitazione e dell'orgasmo per esplorare il tessuto più complesso del piacere e della connessione umana. Creata da esperti in sessuologia, la focalizzazione sensoriale è un insieme di esercizi accuratamente progettati per aiutare le persone a sintonizzarsi sulle sensazioni fisiche che emergono durante l'interazione con un partner.

Si tratta di esercizi che non mirano direttamente all'atto sessuale, ma funzionano come un laboratorio sperimentale per il corpo e la mente. Sono attività che vi invitano a entrare in una forma di dialogo intimo non solo con il vostro partner, ma anche con voi stessi. Il loro scopo è di arricchire la vostra comprensione delle diverse fasi di eccitazione, rilassamento, e tutto ciò che conduce verso l'orgasmo e l'eiaculazione.

L'obiettivo primario qui non è la semplice ricerca di picchi di eccitazione o l'arrivo a un climax. Invece, questi esercizi vi invitano a indugiare nel viaggio sensoriale, a sperimentare e apprezzare ogni sfumatura del piacere e a godere delle sensazioni in continua evoluzione che si manifestano nel corso dell'esperienza. È un modo per migliorare la comunicazione intima e la comprensione reciproca, ponendo l'accento sul valore del "qui e ora" piuttosto che su un obiettivo specifico da raggiungere.

Questo approccio porta alla luce una verità fondamentale: il viaggio è più significativo della destinazione. È il percorso di scoperta reciproca, il tango delle sensazioni, delle emozioni e delle risposte fisiche, che costituisce il cuore dell'esperienza. Quindi, quando vi avvicinate a questi esercizi, fatelo con un senso di leggerezza e curiosità. Immergetevi nell'opportunità di condividere un momento così intimo e potenzialmente trasformativo con il vostro partner.

Non solo questi esercizi possono portarvi a una maggiore consapevolezza delle vostre preferenze e limiti fisici, ma agiscono anche come un catalizzatore per una comunicazione più aperta e sincera con il vostro partner. Imparare a esprimere ciò che si sente, ciò che si desidera e ciò che si scopre è un passo cruciale verso la costruzione di un'esperienza sessuale e relazionale più ricca e soddisfacente.

EROS SENSORIALE

In una relazione a lungo termine, è comune che la vita sessuale possa scivolare in una sorta di routine, priva di quella scintilla che un tempo sembrava inesauribile. Ti ritrovi a rimpiangere l'intensità e la passione dei primi tempi e ti chiedi se c'è un modo per riacquistare quella vitalità perduta? La risposta potrebbe risiedere nel potere della focalizzazione sensoriale.

Spesso, la monotonia sessuale è il risultato di un approccio affrettato e meccanico al sesso, dove l'obiettivo principale diventa il raggiungimento dell'orgasmo, a scapito dell'ampia gamma di sensazioni piacevoli che l'interazione fisica può offrire. Per rivitalizzare la tua vita sessuale e renderla più erotica e coinvolgente, è imperativo prendersi una pausa e rallentare. Ecco dove la focalizzazione sensoriale diventa un alleato prezioso.

Immagina questa pratica come un viaggio di esplorazione profonda, un tempo sacro per sintonizzarti con il tuo corpo e quello del tuo partner. Questo non è solo un modo per scoprire nuove sensazioni che potresti non aver mai sperimentato, ma anche un antidoto contro la distrazione mentale. Mentre le fantasie possono offrire un certo tipo di eccitazione, spesso ci allontanano dal momento presente, facendoci vivere più nella nostra testa che nel nostro corpo. La focalizzazione sensoriale, invece, ci richiama alla realtà immediata, invitandoci a savorare ogni tocco, ogni carezza e ogni sussurro con consapevolezza totale.

Ad esempio, potresti iniziare concentrandoti sul ritmo del tuo respiro e sull'interazione pelle a pelle, osservando come i vostri corpi rispondono a diverse pressioni e tipi di contatto. Riscopri il piacere di baciare con intensità, di esplorare ogni angolo del corpo del tuo partner con le dita e la lingua, e di percepire il calore e la vicinanza dell'altro in maniera viscerale.

Per massimizzare i benefici di questa pratica, è fondamentale comprendere e adottare i tre principi cardine che ne guidano l'approccio:

- **Principio del Tocco Conscio**: Mantieni un focus assoluto sulle sensazioni tattili, sia quando sei tu a toccare che quando sei toccato. L'attenzione deve essere sostenuta e penetrante, quasi come se ogni tocco fosse un dialogo silenzioso ma eloquente tra te e il tuo partner.

- **Principio della Presenza**: Abbandona ogni pensiero riguardante il passato o il futuro. Immergiti completamente nell'esperienza che stai vivendo, come se ogni istante fosse un universo in sé.

- **Principio della Libertà**: Approccia gli esercizi di focalizzazione sensoriale senza alcuna aspettativa o pressione. Qui, non ci sono traguardi da raggiungere né parametri di successo. L'unico obiettivo è il piacere puro e semplice del toccare e dell'essere toccati.

Incorporando questi principi nel tuo approccio al sesso, la focalizzazione sensoriale può trasformarsi in un ingrediente magico che ravviva non solo la tua vita sessuale, ma anche il tuo livello di connessione emotiva e di intimità con il tuo partner.

COME ORGANIZZARE LO SPAZIO IDEALE PER LE SESSIONI DI ESERCIZIO

Per sfruttare appieno gli esercizi delineati nel manuale e garantirti un'esperienza non solo completa ma anche profondamente gratificante, è di fondamentale importanza dedicare un'attenzione scrupolosa alla creazione dell'ambiente giusto e alla selezione accurata dei materiali necessari. Inizia la tua preparazione identificando uno spazio che ti offra silenzio e isolamento, possibilmente una stanza con una porta che possa essere chiusa a chiave per eliminare qualunque potenziale fonte di distrazione o interruzione. Questo ti fornirà la tranquillità mentale necessaria per immergerti completamente nel processo.

A livello di comfort fisico, un letto di alta qualità o una poltrona ergonomicamente progettata possono fare una grande differenza. Questi mobili ti permetteranno di mantenere una postura rilassata e comoda, liberandoti da qualsiasi tensione muscolare o disagio che potrebbe altrimenti deviare la tua attenzione. Se prevedi di lavorare su tecniche che richiedono un certo grado di supporto posturale, come esercizi di respirazione profonda o di rilassamento muscolare, potresti anche voler considerare l'uso di una poltrona reclinabile o di cuscini di supporto.

Per quanto riguarda i materiali, è essenziale avere tutto ciò che ti potrebbe essere necessario facilmente accessibile. Questo include non solo lubrificanti, ma anche oli da massaggio, creme idratanti e vaselina. Conserva questi elementi in un contenitore o un cestino posizionato strategicamente vicino al tuo luogo di esercizio. E mentre stai facendo la tua selezione, presta particolare attenzione alla scelta del lubrificante; per esempio, i lubrificanti a base di glicerina sono spesso la scelta prediletta per le donne, dato che sono generalmente più delicati sul tessuto genitale.

Monitorare il tempo è un altro aspetto cruciale. Utilizza un timer o un orologio per tenere traccia dei minuti che passano, soprattutto se gli esercizi che stai effettuando richiedono un tempo specifico per ogni fase. Spegni o metti in modalità "Non Disturbare" tutti i dispositivi elettronici che potrebbero interrompere la tua concentrazione. Se gli esercizi richiedono intervalli di tempo specifici, un timer con un segnale acustico morbido può servire come promemoria utile per passare al passaggio successivo senza rompere il tuo stato di flusso.

Infine, pur potendo essere allettante utilizzare elementi acustici come musica rilassante o suoni della natura per migliorare l'atmosfera, ti consiglio di evitare qualsiasi forma di stimolazione sonora. Questo ti permetterà di focalizzarti pienamente sulle tue sensazioni corporee e mentali, offrendoti una maggiore opportunità di introspezione e consapevolezza. Se la concentrazione rappresenta una sfida, potresti optare per una breve sessione di meditazione guidata o di respirazione consapevole prima di iniziare gli esercizi, per aiutarti a centrare la tua attenzione sul qui e ora.

Combinando tutti questi elementi con cura e attenzione, creerai un ambiente ottimale che non solo facilita l'esecuzione efficace degli esercizi, ma che anche eleva la qualità dei risultati che otterrai. In questo modo, potrai sfruttare al massimo le attività proposte nel manuale, conseguendo risultati che sono tanto efficaci quanto soddisfacenti.

CONSAPEVOLEZZA CORPOREA E STIMOLAZIONE GENITALE

L'approccio alla stimolazione genitale come una forma di focalizzazione sensoriale può essere una strada potente per intensificare la tua consapevolezza corporea e arricchire la tua vita sessuale. Questa tecnica va al di là della semplice gratificazione fisica, indagando le complesse interazioni tra mente e corpo che sono al centro di un'esperienza sessuale appagante. L'obiettivo qui non è solo il piacere, ma una comprensione più profonda delle tue risposte sensoriali, che può poi tradursi in un'esperienza sessuale più ricca e soddisfacente sia per te che per il tuo partner.

Quando si pratica la stimolazione genitale in coppia, è cruciale instaurare un ambiente di fiducia e apertura comunicativa. Questo non solo elimina eventuali inibizioni, ma consente anche un feedback sincero e costruttivo. Durante l'ora circa dedicata a questa pratica, entrambi i partner dovrebbero dedicarsi all'esplorazione reciproca con la massima attenzione, mettendo in gioco non solo le mani ma anche gli occhi, le orecchie e, soprattutto, la mente. È un processo di scoperta, durante il quale potrai imparare tanto sulle tue reazioni e preferenze quanto su quelle del tuo partner.

Se invece opti per una pratica individuale, avrai l'opportunità di immergerti completamente nelle tue sensazioni senza l'interferenza o le aspettative di un altro individuo. Con circa trenta minuti a tua disposizione, l'invito è quello di sperimentare differenti tipi di tocco, pressione e movimento, diventando sempre più consapevole delle diverse reazioni che essi suscitano. Questo può essere un momento potente di auto-scoperta, durante il quale potrai sviluppare una nuova comprensione delle tue zone erogene e della gamma di sensazioni che sono in grado di evocare.

In entrambe le modalità, sia individuale che di coppia, l'obiettivo ultimo è quello di utilizzare la stimolazione genitale come un veicolo per una maggiore focalizzazione sensoriale. Questo ti permetterà di migliorare la tua consapevolezza del proprio corpo, delle tue risposte e reazioni, e di tradurre questa nuova consapevolezza in un'esperienza sessuale più intensa, coinvolgente e gratificante. Perciò, indipendentemente dal contesto in cui scegli di praticare, la stimolazione genitale può servire come una potente lente di ingrandimento per esplorare la ricchezza delle tue sensazioni corporee, migliorando così la qualità della tua vita sessuale e, in ultima analisi, la tua connessione con te stesso e con gli altri.

D.   ESERCIZIO 4: UN TOCCO CELESTIALE ☿ ♀

la dinamica tra i partner ruota attorno ai ruoli di "attivo" e "passivo", che poi verranno invertiti per assicurare un'esperienza equilibrata e gratificante per entrambi. Supponiamo, per cominciare, che la donna assuma il ruolo del partner passivo. In questa posizione, è fondamentale che si distenda sulla schiena in una posizione comoda, magari su un letto o un tappetino, e si concentri su un rilassamento profondo. L'importanza di questo rilassamento non può essere sottolineata abbastanza: l'esercizio non può procedere finché il partner passivo non raggiunge uno stato di completo rilassamento.

Per aiutare a raggiungere questo stato, potete usare tecniche di respirazione profonda o persino una breve sessione di meditazione guidata.

Nel ruolo del partner attivo, la tua responsabilità è quella di iniziare l'esercizio con una "carezza" molto attenta e intenzionale, che durerà dai 15 ai 20 minuti. Anche se la focalizzazione è principalmente sui genitali, la carezza deve essere un atto globale che coinvolge l'intero corpo del partner. Utilizza le dita o la bocca per esplorare delicatamente sia l'esterno che l'interno della vagina, e non dimenticare di utilizzare un lubrificante adeguato per rendere l'esperienza il più confortevole possibile.

Se noti che certe aree sembrano più sensibili o reattive, potresti scegliere di soffermarti su di esse, ma sempre mantenendo la tua attenzione focalizzata sulle tue proprie sensazioni di piacere, piuttosto che cercare di provocare una reazione nel tuo partner.

Il partner passivo, nel frattempo, dovrebbe rimanere completamente immerso nell'esperienza, mantenendo gli occhi chiusi e senza interagire verbalmente o fisicamente. Se in qualsiasi momento il partner passivo sembra distratto o teso, un leggero tocco sulla gamba può servire come promemoria per rilassarsi e tornare al momento presente.

Un aspetto cruciale da ricordare è che questo esercizio è privo di aspettative. Non si tratta di raggiungere un climax, ma piuttosto di sviluppare una maggiore consapevolezza delle sensazioni corporee per entrambi i partner. Se in qualsiasi momento ti accorgi di diventare automatico o meno attento, rallenta immediatamente le tue carezze. Questo è spesso un segno che la tua concentrazione sta diminuendo.

Se ti trovi a tentare di stimolare specificamente il clitoride del tuo partner o di "accendere la fiamma", fai attenzione. Questi cambiamenti saranno quasi certamente percepiti dal tuo partner, che nel ruolo di partner passivo non è obbligato a reagire. Mantieni la fedeltà all'obiettivo dell'esercizio, che è quello di focalizzarsi sulle sensazioni, evitando di trasformarlo in un gioco di obiettivi o aspettative.

<u>Ecco il momento clou</u>

Dopo aver sperimentato una dinamica di ruolo attivo per circa venti minuti, giunge il momento di invertire i ruoli per vivere appieno un'esperienza di intimità bilanciata. In questa fase, l'uomo assume un ruolo passivo, disteso sulla schiena in una posizione comoda, con le gambe leggermente divaricate. Le braccia possono essere posizionate lungo i fianchi o dietro la testa, a seconda di ciò che si trova più confortevole. Una volta che ti trovi nella posizione ideale, l'obiettivo è mantenerla, creando un ambiente di totale abbandono e attenzione focalizzata.

Negli immediati venti minuti successivi, la tua partner si dedicherà a esplorare la parte anteriore del tuo corpo, con un focus particolare sui genitali. È consigliato utilizzare un olio o un lubrificante che sia di gradimento per entrambi, per rendere l'esperienza ancora più sensoriale. Le tecniche di tocco possono variare e includere l'uso delle mani, della bocca, o una combinazione di entrambe. Il tuo ruolo in questa fase è di mantenere un'attenzione profonda sulle sensazioni che emergono dal contatto con la tua partner.

È importante notare che l'obiettivo qui non è la semplice stimolazione erotica, ma piuttosto un viaggio attraverso le diverse texture del piacere. Che tu abbia o meno un'erezione in questo contesto è irrilevante; entrambi gli stati offrono sensazioni uniche e valide. La tua partner dovrebbe concentrare la sua attenzione sul puro atto del tocco, piuttosto che su eventuali reazioni fisiche da parte tua o da parte sua.

Un consiglio fondamentale: comunica alla tua partner che l'obiettivo non è di raggiungere un culmine esplosivo, ma piuttosto di creare un quadro sensoriale ricco e complesso. Pensate a questa esperienza come a un'esplorazione artistica reciproca, piuttosto che una corsa per accendere rapidamente la passione. Dopotutto, non si tratta di una competizione, ma di un viaggio di scoperta condivisa.

Durante questa fase, evita di contrarre i muscoli del pavimento pelvico (muscolo PC) o di trattenere il respiro. Mantieni gli occhi chiusi e lascia che la tua mente si focalizzi sulle dolci carezze della tua partner. Se, per qualsiasi motivo, raggiungi il picco dell'eccitazione e si verifica un'eiaculazione, non c'è motivo di preoccupazione. Lascia che la tua partner gestisca la situazione e continui con le carezze. L'obiettivo è fluire con le sensazioni, piuttosto che cercare di controllarle.

Se la tua partner nota che la tensione sta cominciando a prender il sopravvento, un leggero tocco sulla gamba può servire come promemoria per rilassarti. La comunicazione verbale dovrebbe essere riservata solo per momenti in cui ti senti a disagio o hai bisogno di un aggiustamento.

E se sei single o preferisci sperimentare da solo? Questo esercizio di "carezza genitale sensoriale" può essere altrettanto illuminante. Non è un esercizio di autoerotismo nel senso tradizionale, ma piuttosto un modo per sintonizzarti con la gamma di sensazioni che il tuo corpo può offrire. Eiaculare non è l'obiettivo finale; piuttosto, la meta è una ricca tapezzeria di sensazioni e scoperte personali.

E. ESERCIZIO 5: AUTOESPLORAZIONE CORPOREA ⚨

In questo esercizio, ti invito a dedicare un momento di totale immersione nella scoperta del tuo corpo e delle sue molteplici sensazioni. Iniziamo con la preparazione dell'ambiente: trova un luogo tranquillo, privo di distrazioni, dove puoi stenderti su un lettino o una superficie comoda. Se preferisci, una sedia reclinabile può essere un'ottima alternativa. Chiudi gli occhi e fai qualche respiro profondo per centrarti e creare un senso di comfort interiore.

Una volta che ti senti completamente a tuo agio, prendi un lubrificante o un olio che ti piace e inizia un delicato viaggio sensoriale attraverso il tuo corpo. La scelta del lubrificante può essere parte del processo di scoperta; senti la sua texture, il suo calore, il suo aroma. Inizia toccando zone del corpo che sono naturalmente sensibili, come i capezzoli o le cosce, e senti la varietà di sensazioni che si manifestano sotto le tue dita.

Con movimenti lenti e intenzionali, procedi verso la zona genitale. Qui, il punto focale è la consapevolezza e non necessariamente l'eccitazione. Tocca il pene con una curiosità quasi scientifica. Familiarizza con ogni dettaglio, piega, e angolo. Sentilo come se fosse la prima volta, evitando movimenti meccanici o abituali. Osserva le sensazioni che emergono e, se possibile, prova a dargli un nome: calore, tensione, piacere, curiosità, e così via.

Se durante l'esercizio noti l'arrivo di un'erezione, prendila come un dato di fatto, senza giudizio. Se non accade, è altrettanto accettabile. L'obiettivo qui non è raggiungere un picco di eccitazione, ma piuttosto godersi il viaggio attraverso il proprio paesaggio sensoriale.

Durante questo percorso, è possibile che la mente inizi a divagare o che emergano pensieri legati alle performance o a preoccupazioni esterne. Quando ciò accade, usa questi momenti come opportunità per esercitare la tua presenza mentale, riportando delicatamente l'attenzione sulle sensazioni immediate che stai sperimentando.

Il tempo raccomandato per questo esercizio è di almeno 20 minuti, anche se estenderlo a 30 minuti o più può arricchire ulteriormente l'esperienza. È normale che alcuni possano sentirsi un po' a disagio o impazienti, specialmente se è la prima volta che dedicano tanto tempo all'autoesplorazione. Tali sensazioni sono normali e tendono a diminuire con la pratica regolare.

8. LA CARTOGRAFIA DELL'ENTUSIASMO

La conoscenza profonda di sé è fondamentale per una vita sessuale e relazionale soddisfacente, ma la realtà è che molti individui si muovono nella sfera dell'intimità con una consapevolezza solo superficiale delle loro reazioni e sensazioni corporee. Questa limitata autocomprensione non solo riduce la gamma di piaceri che si possono sperimentare individualmente, ma ha anche ripercussioni sull'interazione con la partner. Quando non si è in grado di captare e interpretare i segnali sottili inviati dal proprio corpo, si perde un'opportunità preziosa per approfondire la connessione emotiva e fisica. Questa mancanza di consapevolezza agisce come una sorta di barriera invisibile che impedisce di esplorare ulteriori livelli di intimità e godimento reciproco.

In questo contesto, il capitolo intende fungere da guida dettagliata per aiutare gli uomini a sintonizzarsi su se stessi, esplorando e interpretando le diverse sfumature del loro stato di eccitazione. Va oltre la semplice riconoscimento dell'eccitazione come concetto generico; vuole piuttosto introdurre la consapevolezza delle diverse componenti che costituiscono l'esperienza dell'eccitazione. Questo potrebbe includere la consapevolezza delle parti del corpo che diventano sensibili per prime, delle variazioni nelle sensazioni a seconda che l'eccitazione sia auto-generata o stimolata da un partner, o delle modificazioni nel ritmo cardiaco, nella temperatura corporea o persino nelle sensazioni emotive associate.

Con questa comprensione più dettagliata e sfaccettata, l'individuo è meglio equipaggiato per migliorare la propria vita sessuale e relazionale. Può comunicare in modo più efficace con la partner, condividendo le scoperte fatte durante questa esplorazione di sé, il che a sua volta può servire a migliorare la qualità dell'esperienza condivisa.

Il capitolo non si limita a fornire informazioni teoriche, ma introduce anche una varietà di esercizi pratici e storie di vita reale. Questi possono variare da esercizi di "mappatura sensoriale", che aiutano a identificare le aree del corpo particolarmente reattive o sensibili, a esercizi di "mindfulness" o "presenza mentale", progettati per mantenere la concentrazione sulle sensazioni immediate e sul momento presente durante l'attività sessuale.

LA SINFONIA DELL'ENTUSIASMO

Chiedendo a un uomo medio di descrivere il suo stato di eccitazione, le risposte saranno spesso binarie: "Sì, sono eccitato" o "No, non lo sono". Ma immagina di porre la stessa domanda a un uomo che ha imparato l'arte dell'orgasmo multiplo. La conversazione che ne segue ti sorprenderà per la sua profondità e dettaglio. Gli uomini che hanno raggiunto questo livello di maestria sessuale non solo comprendono la loro eccitazione, ma sono anche in grado di cogliere e utilizzare le sottili sfumature dell'esperienza erotica. Non è raro che questi uomini possano descrivere la loro eccitazione in termini tanto articolati e dettagliati da sembrare quasi poetici.

L'eccitazione sessuale è un fenomeno incredibilmente complesso, una sinfonia di sensazioni e stati emotivi che variano in intensità e qualità. Non è una questione di "tutto o niente", ma piuttosto un continuum che spazia da livelli di eccitazione più superficiali a stati di intensità estrema. Immagina questo spettro come un arcobaleno di esperienze, ciascuna con il proprio colore unico e distintivo. L'obiettivo è di imparare a identificare, apprezzare e valorizzare questi diversi "colori", comprendendo le distinzioni sottili che li separano.

Avere una consapevolezza dettagliata dei vari gradi di eccitazione ti fornirà gli strumenti per stabilire una connessione più profonda e significativa con il tuo corpo e le tue esperienze sessuali. Questa consapevolezza diventa ancor più critica se sei sulla via per esplorare l'orgasmo multiplo. Essere semplicemente "eccitato" non basta; la chiave è essere sia eccitati che consapevoli. È come imparare a comporre musica; potresti godere di molte melodie, ma tentare di scrivere un pezzo musicale senza una comprensione completa delle note è una sfida quasi insormontabile. Più affini la tua "udienza sensoriale", più facile sarà navigare nel complicato paesaggio dell'eccitazione. Riconoscere la differenza tra "diesis" e "bemolli" nel contesto musicale può essere una sfida, ma è una competenza indispensabile per il compositore in erba.

Al termine degli esercizi proposti in questo capitolo, sarai in grado di comprendere e mappare i tuoi livelli di eccitazione con la stessa precisione con cui un compositore conosce le note musicali. Per rendere il concetto più accessibile, introdurremo una "scala di eccitazione" personalizzata, che fungerà da tua guida mentre esplori le profondità della tua esperienza erotica. Questa scala non solo ti aiuterà a capire dove ti trovi in un determinato momento, ma ti fornirà anche gli strumenti per elevare e intensificare la tua esperienza sessuale in modi che forse non avevi mai immaginato possibile..

DAL PUNTO DI PARTENZA ALL'APICE DELL'ORGASMO

Immaginiamo di disporre di una scala di eccitazione che varia da uno a dieci. In questa scala, 1 rappresenta un totale disinteresse e assenza di qualsiasi forma di eccitazione, mentre il numero 10 simboleggia il culmine dell'esperienza sessuale, ovvero l'orgasmo.

Visualizziamo il livello 1 con un esempio concreto. Immagina una tranquilla domenica mattina d'autunno: hai appena finito di fare colazione e stai pensando di dedicare un po' di tempo al giardinaggio. Forse il tuo gatto è acciambellato sul divano, e la tua bicicletta potrebbe aver bisogno di una piccola manutenzione. In questo scenario, la sessualità è l'ultima cosa che ti passa per la mente. Nulla. Un vuoto totale. In un contesto come questo, sei solidamente ancorato al livello 1 della scala di eccitazione.

Ora, saltiamo direttamente al livello 10, che è intuitivamente facile da comprendere. È il momento dell'orgasmo, la gloriosa culminazione dell'esperienza sessuale, il punto verso cui tutto sembra convergere.

Ma il vero tesoro della comprensione sta nel mezzo, nei livelli che vanno dal 2 al 9.9. Un livello 2 o 3 potrebbe corrispondere a quella leggera sensazione di benessere che provi quando una brezza fresca ti sfiora la pelle. È un qualcosa di etereo che cattura il tuo interesse. È un accenno, sottile ma palpabile.

Avanzando al livello 4, l'eccitazione inizia a farsi più concreta. Non è più solo un vagito di interesse; c'è una sensazione di positività che ti pervade. È un punto in cui potresti ancora decidere di arrestare l'escalation dell'eccitazione, ma questa finestra si sta chiudendo rapidamente.

Una volta raggiunti i livelli 5 e 6, l'eccitazione diventa inconfutabile. È tangibile, palpabile e l'idea di interrompere il processo diventa sempre meno probabile. A questo punto, sei completamente immerso nell'esperienza.

Salendo ai livelli 7 e 8, puoi iniziare a sentire l'adrenalina fluire e forse anche un calore che si diffonde nel corpo. Parlare, o qualsiasi altra forma di comunicazione esterna, potrebbe iniziare a sembrare innaturale o persino disturbante.

Al livello 9, sei vicinissimo al culmine. L'orgasmo è ormai imminente e il resto del mondo sembra evaporare. È qui che incontriamo quello che chiameremo "il punto di irreversibilità" o "il punto dell'inevitabilità". È un momento cruciale, determinato da una serie di cambiamenti fisici e psicologici, che ti segnala che l'orgasmo è ormai inevitabile. Una volta raggiunto questo punto, situato precisamente a 9.9 sulla nostra scala, non c'è più ritorno. Potrebbe scatenarsi un temporale fuori, e tu probabilmente non te ne accorgeresti. L'orgasmo è a un passo.

Questo "punto di irreversibilità" a 9.9 è un concetto chiave che dovrai memorizzare, poiché rappresenta una sorta di segnaposto che ti aiuterà a navigare con maggiore consapevolezza attraverso le varie fasi dell'eccitazione, specialmente quando inizierai a esplorare il territorio dell'orgasmo multiplo.

L'ESERCIZIO AFFINA LA MAESTRIA

Parlare teoricamente di gradazioni di eccitazione può sembrare astratto o addirittura nebuloso dopo un po'. La chiave per trasformare questa teoria in conoscenza pratica è, ovviamente, l'esperienza diretta. Per acquisire una comprensione autentica e profonda dei vari livelli di eccitazione, è imperativo sperimentarli in prima persona. Una strategia efficace per familiarizzare con ogni livello è confrontarlo con quello immediatamente precedente o successivo. Ti potresti chiedere, ad esempio, "In cosa differisce il livello 3 dal 2?" La risposta è che il 3 è una sfumatura più intensa del 2. Oppure potresti domandare, "Come so che sono a livello 7?" Semplice: ti trovi in un territorio che è chiaramente oltre i livelli 5 e 6, ma non hai ancora raggiunto l'8.

È importante notare che questi numeri sono intrinsecamente relativi e personali. Ognuno dovrebbe essere percepito come distintamente differente dagli altri, ma la cosa cruciale è che questi stadi di eccitazione sono personali. I soli punti fermi sono: 1, che rappresenta un totale disinteresse; 9.9, il punto di non ritorno; e 10, l'orgasmo. Non preoccuparti se il tuo livello 4 sembra più simile al livello 5 di qualcun altro. Non esistono parametri universali come un "livello 3 assoluto" o un "livello 6 perfetto". Ciò che conta veramente sono i tuoi livelli di eccitazione personali e la tua capacità di riconoscerli e interpretarli.

Mentre potrebbe sembrare un po' insolito o meccanico utilizzare una scala numerica per discutere di qualcosa di così intrinsecamente emotivo e sensoriale come l'eccitazione, ti incoraggio ad abbracciare questo sistema con serietà e apertura mentale. Farò costantemente riferimento a questi numeri negli esercizi futuri. Questo metodo di quantificazione è l'unico strumento che abbiamo per comunicare con una chiarezza sufficiente da garantire che tu possa assimilare veramente questa metodologia. So che potrebbe sembrare un approccio da insegnante di scuola elementare, ma se il tuo obiettivo è raggiungere una vera maestria in questo ambito, familiarizzare con questa scala di eccitazione è assolutamente fondamentale.

È vitale evitare di utilizzare questa scala come un mezzo per giudicare o valutare le tue prestazioni sessuali. Un livello 6 non è "migliore" di un 3, né un 4 è "peggiore" di un 7. Sono semplicemente differenti punti lungo un continuum di esperienza. Non c'è nulla di intrinsecamente buono o cattivo, giusto o sbagliato, in questi numeri. Non riceverai un voto né sarai sottoposto a una valutazione. L'obiettivo principale è quello di sviluppare una maggiore consapevolezza e comprensione delle sottili variazioni e transizioni che il tuo corpo attraversa durante i momenti di eccitazione.

OLTRE LA RIGIDITÀ

Forse ti sarai reso conto che finora non abbiamo toccato il tema dell'erezione. È comune, soprattutto per gli uomini, associare automaticamente il concetto di eccitazione con la rigidità peniena. Tuttavia, è cruciale comprendere che questi due aspetti, sebbene correlati, non sono sinonimi. L'eccitazione è un fenomeno psicofisico complesso, una sensazione soggettiva che può pervadere l'intero corpo, anche se si manifesta spesso con maggiore intensità nella regione genitale. La rigidità, invece, è una condizione fisica che indica la fermezza o durezza del pene, un risultato diretto dell'afflusso sanguigno in quella specifica parte del corpo.

È del tutto possibile per un uomo provare un'intensa eccitazione, persino a livelli vertiginosi, senza manifestare alcuna rigidità. Questo è un fenomeno che potrebbe essere familiarmente noto a molti: magari dopo una lunga e appassionante sessione amorosa, ti sei sentito mentalmente carico e pronto a continuare, mentre il tuo corpo aveva chiaramente altri piani. O magari ti è capitato con un nuovo partner che ti eccitava intensamente ma ti generava anche una certa ansia o nervosismo. In questi e in altri scenari simili, molti uomini hanno sperimentato la possibilità di raggiungere l'orgasmo senza un'erezione completa.

La rigidità può manifestarsi a diversi livelli di eccitazione. Potresti sperimentare una completa erezione a un livello di eccitazione 4, oppure potrebbe non presentarsi fino a quando non raggiungi un livello 6 o superiore. E, come molti uomini hanno notato, questa situazione può variare considerevolmente da un giorno all'altro, o addirittura da un momento all'altro. Ma qui, la rigidità non è il nostro punto focale. Ciò che ci interessa veramente è la tua esperienza individuale di eccitazione.

Concentrarsi eccessivamente sulla rigidità può, paradossalmente, ostacolare l'intero processo dell'eccitazione e del piacere. Può creare una sorta di "ansia da prestazione" che, a sua volta, può effettivamente impedire l'erezione o ridurre l'intensità dell'eccitazione. Al contrario, quando si sposta l'attenzione dalla rigidità alla comprensione più ampia dell'eccitazione e delle sue sfumature, si crea uno spazio in cui il corpo e la mente possono esplorare liberamente una gamma di sensazioni piacevoli, senza il peso delle aspettative o delle pressioni sociali. Quindi, per il momento, lasciamo da parte la questione della rigidità e concentriamoci invece sul complesso mosaico di sensazioni, emozioni e reazioni fisiologiche che compongono la tua esperienza unica di eccitazione.

NAVIGAZIONE AVANZATA TRA I PICCHI DI INTENSITÀ

Ottimizzare l'apice dell'intensità emozionale

Per aiutarti a comprendere ed esplorare la vasta gamma della tua intensità emotiva e sensuale, è utile focalizzarsi su come "ottimizzare i picchi di intensità". Questo concetto non riguarda solo il raggiungimento di alti livelli di intensità, ma anche l'abilità di navigare consapevolmente tra questi picchi, consentendo all'intensità di crescere fino a un punto specifico per poi farla diminuire in modo controllato. Ad esempio, potresti lasciare che la tua intensità emotiva cresca fino a un livello 6, per poi farla ritracciare. Questo può essere considerato un "picco di intensità di livello 6". Allo stesso modo, potresti desiderare di spingerti fino a un livello 9 di intensità, per poi ridurla. Questo rappresenta un "picco di intensità di livello 9". È importante notare che stiamo parlando di intensità emotiva e sensuale, non di rigidità o erezione.

Questa pratica di navigazione tra i picchi di intensità è un'abilità distinta dal mantenimento di un livello costante di intensità, un'approccio che potrebbe essere descritto come "stabilire un plateau". Quest'ultimo è un tema che esploreremo più dettagliatamente nel capitolo successivo.

Se sei nuovo a questa pratica e la trovi inizialmente complessa o persino frustrante, è fondamentale mantenere la calma e la pazienza. Molti uomini scoprono che necessitano di diverse sessioni di pratica prima di padroneggiare questa tecnica. Se stai coinvolgendo una partner in questo esercizio, il suo feedback potrebbe rivelarsi inestimabile. La sua percezione di te e delle tue reazioni potrebbe variare con ogni livello di intensità, e potrebbe offrire intuizioni che potresti non cogliere da solo. Pertanto, comunica apertamente con lei e fai in modo che sappia quanto i suoi commenti siano preziosi e utili per la tua crescita personale.

Per quanto riguarda la durata, l'Esercizio 6 è progettato per essere svolto individualmente e richiede tra i 15 e i 20 minuti. L'Esercizio 7, d'altro canto, è più adatto per essere eseguito con una partner e tende ad essere un po' più esteso in termini di tempo. Entrambi gli esercizi sono strutturati per fornirti le competenze necessarie per diventare più consapevole e padroneggiare i tuoi propri livelli di intensità emotiva e sensuale.

F. ESERCIZIO 6: SCALARE LA MONTAGNA DEI PICCHI DI INTENSITÀ ⚦

Per iniziare, sistemati in una posizione che trovi estremamente confortevole, che tu preferisca essere sdraiato su un letto o seduto su una sedia reclinabile. Una volta comodo, applica una generosa quantità di lubrificante sia alla tua mano che al pene. L'obiettivo principale dell'esercizio è di immergerti in una forma consapevole di stimolazione genitale, costruendo su ciò che hai già appreso dall'Esercizio 5.

Avvia la stimolazione molto delicatamente, concentrandoti su ogni sensazione, finché non raggiungi un livello di intensità che potresti classificare come un 4. Questo è il punto immediatamente successivo alla fase iniziale di "formicolio", dove diventi consapevole di un "ronzio" costante e piacevole che pervade la zona genitale. È cruciale evitare una stimolazione meccanica e veloce; l'idea è di coccolare te stesso e non di raggiungere rapidamente l'apice.

Una volta che hai raggiunto il grado 4, interrompi la stimolazione e prendi un respiro calmo e profondo, quasi come se stessi cercando di assorbire l'essenza del momento. Controlla i muscoli PC (muscoli del pavimento pelvico), così come quelli delle anche e delle cosce, per assicurarti che siano completamente rilassati. Ora, permetti all'intensità di scendere gradualmente di un paio di gradi, magari fino a un 2. Congratulazioni, hai appena navigato attraverso il tuo primo "picco di intensità" al grado 4.

Riprendi ora la stimolazione, questa volta con l'obiettivo di raggiungere un grado 6. Potresti scoprire che è necessario un ritmo leggermente più veloce o una pressione un po' più forte per raggiungere questo grado. Una volta che hai raggiunto il grado 6, ripeti il processo di interrompere la stimolazione, prendendo un altro respiro profondo e rilassante, e permettendo all'intensità di ritirarsi nuovamente, possibilmente tornando a un grado 4.

Continua con questo esercizio per un periodo complessivo di 15-20 minuti. La tua missione, se decidi di accettarla, è di scalare picchi di intensità ai gradi 4, 6, 7, 8 e infine 9, giusto al limite del tuo "punto di non ritorno" o "punto di irreversibilità".

Consigli Strategici:

- Evita salti bruschi nell'intensità, come balzare da un grado 3 direttamente a un 8. L'obiettivo è di progredire attraverso una serie di picchi che crescono gradualmente in intensità.

- Ogni ciclo di crescita e decrescita dell'intensità dovrebbe durare almeno quattro o cinque minuti. Prenditi il tuo tempo e permetti a ciascun picco di svilupparsi lentamente e completamente.

- Se senti il desiderio crescente di eiaculare durante l'esercizio, non esitare a concederti questo piacere.

Altrimenti, puoi considerare l'esercizio completo dopo aver navigato attraverso quattro o cinque picchi di intensità.

Ricorda, la pratica rende perfetti. Con il tempo e la ripetizione, diventerai sempre più abile nel distinguere tra i vari gradi di intensità, fino a raggiungere un livello di raffinata sensibilità che renderà l'esperienza dell'orgasmo multiplo un'arte intuitiva.

G. ESERCIZIO 7: NAVIGAZIONE SINCRONIZZATA ATTRAVERSO I PICCHI DI INTENSITÀ ☌ ♀

Se sei interessato a sperimentare questo viaggio di "ascensione ai picchi" in un contesto di coppia, ecco come puoi farlo. Per prima cosa, sistemati in una posizione supina, chiudi gli occhi e fai tutto il possibile per essere nel massimo comfort. Il tuo partner prenderà l'iniziativa iniziando una stimolazione genitale, mirata a focalizzarsi sul puro piacere sensoriale. Che si tratti di mani, bocca o una combinazione di entrambi, l'obiettivo del tuo partner è di offrire un tocco che sia sia piacevole per te che gratificante per loro.

Inizia il processo lasciando che il tuo partner sappia, dicendo qualcosa come: "Mentre mi stai stimolando, vorrei che mi dicessi quando pensi che ho raggiunto un livello di intensità che io percepirei come un 4". Non c'è fretta. Lascia che le mani o la bocca del tuo partner esplorino liberamente, mentre tu ti concentri semplicemente sulle tue sensazioni. Quando senti che hai raggiunto quel livello 4 di intensità, comunicalo al tuo partner dicendo semplicemente "4". A quel punto, il tuo partner interromperà la stimolazione. Prendi un momento per assicurarti che tutti i tuoi muscoli siano completamente rilassati e fa un respiro profondo e calmante. Lascia che l'intensità diminuisca di uno o due gradi, e una volta che ti senti pronto a continuare, dai il via libera al tuo partner con un segnale concordato in precedenza, che potrebbe essere un cenno con la testa o un semplice "OK".

A questo punto, il tuo partner riprenderà la stimolazione, questa volta con l'intento di portarti a un livello 6 di intensità. Quando senti di aver raggiunto quel livello, avverti il tuo partner dicendo "6". Come prima, prenditi un momento per rilassarti e respirare, permettendo all'intensità di ridursi prima di procedere.

Continua in questa maniera, cercando di raggiungere i gradi 7, 8 e 9 e, se ti senti a tuo agio, anche il livello 10. Ricorda, l'obiettivo è di sintonizzarti sulle sensazioni del tuo corpo senza sentire la pressione di dover raggiungere un determinato obiettivo. Se in un dato momento non desideri proseguire fino all'orgasmo, sentiti libero di terminare l'esercizio a un livello che ti sia comodo.

E' possibile che tu possa "esagerare" nell'intensità. Se durante una sessione raggiungi più di tre o quattro picchi elevati, potresti scoprire che raggiungere l'orgasmo diventa temporaneamente più difficile. Non preoccuparti; questo è un fenomeno che io chiamo "esaurimento penieno". Non è nulla di preoccupante e non c'è bisogno di allarmarsi. Basta fare una pausa nell'esercizio per almeno dieci minuti e tutto tornerà alla normalità.

Questo esercizio è tanto un viaggio di scoperta per te quanto lo è per il tuo partner. Prenditi tutto il tempo che ti serve e ricorda:

l'obiettivo finale è il piacere e la consapevolezza, non la prestazione.

IL PERCORSO VERSO UN'INTIMITÀ SEMPRE CRESCENTE

Con la pratica costante degli esercizi proposti in questo capitolo, guadagnerai una consapevolezza sempre più acuta e sfumata delle diverse fasi del tuo stato di eccitazione. E se il tuo partner si è unito a te in questa esplorazione, anche la sua comprensione del tuo corpo e delle tue reazioni diventerà più profonda e intuitiva. Questa maggiore sincronizzazione non solo rafforza il legame emotivo tra te e il tuo partner, ma eleva anche l'intensità dell'esperienza intima per entrambi.

È fondamentale dedicarsi a questi esercizi fino a raggiungere un livello di comfort e padronanza con i vari gradi di eccitazione. Ricorda, l'obiettivo qui non è necessariamente raggiungere l'orgasmo. Agire secondo le tue sensazioni immediate è più importante. Se un orgasmo si verifica naturalmente nel corso dell'esercizio, accoglilo. Se non accade, non forzarlo. E soprattutto, non affrettare il processo con l'obiettivo di "finire". Questa è una fase fondamentale nel tuo viaggio di auto-scoperta e le fondamenta che stai costruendo ora devono essere solide.

Prenditi tutto il tempo di cui hai bisogno per sentirsi a tuo agio con questa fase del tuo sviluppo. Alcuni potrebbero essere impazienti di passare al prossimo capitolo, eccitati per le nuove avventure che li attendono. Altri potrebbero preferire soffermarsi un po' di più, perfezionando ulteriormente la loro percezione e consapevolezza. Entrambe le scelte sono valide. Dopo tutto, non c'è un limite massimo alla consapevolezza che puoi avere del tuo stato di eccitazione.

Quando ti sentirai pronto per avanzare, altre avventure entusiasmanti ti aspettano nel prossimo capitolo. Ma sappi che non c'è fretta; la strada verso una maggiore intimità e consapevolezza è un percorso, non una destinazione. E su questo percorso, ogni passo che fai è un trionfo in sé.

Diventare multiorgasmico è un'arte sofisticata, paragonabile all'abilità richiesta nella preparazione di un dessert esotico e raffinato. Prima di assemblare il capolavoro finale, è cruciale che ogni singolo ingrediente sia non solo a portata di mano, ma anche accuratamente scelto e preparato. Nei precedenti capitoli, siamo stati guidati passo dopo passo nel riconoscere e mettere in ordine questi "ingredienti" essenziali per la nostra straordinaria ricetta di intimità e piacere.

Abbiamo familiarizzato con il muscolo pubococcigeo (PC), una componente chiave che, con la pratica costante, diventerà sempre più forte e reattivo. Abbiamo esplorato il concetto di focalizzazione sensoriale, l'arte di essere presenti nel momento senza aspettative, così come il delicato e cruciale "punto di non ritorno". Abbiamo sperimentato i vari gradi della nostra eccitazione e scoperto il piacere di navigare attraverso questi picchi di intensità.

Ora, con un senso di anticipazione e una mentalità aperta, siamo pronti a combinare questi elementi fondamentali in una sinfonia di sensazioni. Tuttavia, prima di arrivare a questo punto culminante, ci sono ancora alcuni ingredienti che meritano di essere introdotti nella nostra miscela.

So che l'entusiasmo è alto e la tentazione di saltare direttamente agli esercizi pratici potrebbe essere forte. Ma come ogni chef esperto ti dirà, il segreto del successo in qualsiasi forma d'arte, anche quella dell'intimità, è nascosto nell'arte della preparazione.

Quindi ti invito a prendere un respiro profondo e a dedicare il tempo necessario per comprendere e sperimentare questi esercizi fondamentali che stiamo per esplorare.

In questo capitolo, faremo un viaggio più profondo nella danza tra gli apici, apprendendo come manovrare abilmente attraverso le varie fasi di eccitazione e piacere. Come un maestro pasticcere che conosce esattamente quando piegare, mescolare o soffiare, anche tu diventerai esperto nel conoscere i tuoi tempi e i tuoi ritmi. E quando raggiungeremo i capitoli successivi, sarai perfettamente attrezzato per comporre il tuo personale capolavoro multiorgasmico

SCALARE LE ALTURE DEL PIACERE CON IL MUSCOLO PC

Ora che hai padroneggiato l'arte di navigare attraverso diverse fasi di eccitazione, è il momento di affinare ulteriormente le tue abilità incorporando l'uso del muscolo pubococcigeo, o muscolo PC. Immagina il muscolo PC come un sistema frenante sofisticato in un'auto sportiva di alta gamma. Non solo ti permette di gestire la tua eccitazione come se stessi modulando la velocità di un veicolo, ma fa molto di più. Con un muscolo PC ben allenato, avrai anche la capacità di ritardare l'eiaculazione, permettendoti di sperimentare l'orgasmo senza necessariamente raggiungere il punto di non ritorno.

Nel capitolo precedente, hai imparato come rallentare o attenuare la tua eccitazione semplicemente interrompendo la stimolazione.

Ora, negli esercizi che seguiranno, scoprirai come ottenere risultati simili, ma in un modo più diretto e controllato, utilizzando il muscolo PC.

Ecco la parte entusiasmante: l'utilizzo del muscolo PC per "frenare" la tua eccitazione è un'arte sottile che offre diversi metodi di applicazione. In termini pratici, hai tre modi principali per contrarre il muscolo PC durante i picchi di eccitazione:

- Una contrazione intensa e prolungata.

- Due contrazioni di media intensità.

- Una serie di contrazioni veloci e consecutive.

Ogni metodo ha la sua efficacia e il suo momento ideale di utilizzo, ma è probabile che tu trovi uno particolarmente adatto alle tue esigenze. La bellezza di questa pratica è nella sua individualità; ciascuno di noi è diverso e, di conseguenza, la ricerca del metodo più efficace sarà un viaggio personale.

Nel prossimo Esercizio 8, focalizzeremo l'attenzione sugli uomini che desiderano praticare in solitaria, mentre l'Esercizio 9 è pensato per coloro che hanno una partner con cui esplorare. Entrambi gli esercizi sono di vitale importanza per chiunque voglia raggiungere un livello superiore di maestria sessuale, quindi ti consiglio di affrontarli con l'attenzione e il discernimento che meritano.

H. ESERCIZIO 8: IL MAESTRO DEL CONTROLLO ♂

In questo esercizio, costruiremo sulle fondamenta che hai già stabilito con gli esercizi precedenti, introducendo una nuova dimensione di controllo e maestria attraverso l'uso del muscolo PC. Iniziamo quindi con una pratica che ti sarà ormai familiare.

Preparazione e Inizio: Trova una posizione confortevole, che può essere sdraiata o seduta. Applica una quantità generosa di lubrificante sulla tua mano e sui tuoi genitali. Avvia la stimolazione con movimenti gentili e misurati, con l'obiettivo di elevare gradualmente il tuo livello di eccitazione.

Apice di Livello 4 con Controllo PC: Raggiungi un primo apice al livello 4, un picco di intensità moderata. A differenza degli esercizi precedenti, questa volta non interromperai la stimolazione al raggiungimento di questo livello. Invece, attiva il tuo "freno interno" eseguendo una o due contrazioni vigorose del muscolo PC, o una serie di tre contrazioni rapide. Segui con un respiro profondo e prolungato, durando diversi secondi. Poi, interrompi la stimolazione e assicurati che tutti i muscoli del tuo corpo siano rilassati. Lascia che l'eccitazione diminuisca fino al livello 2.

Osservazioni: Dovresti notare che l'uso del muscolo PC ha avuto l'effetto di modulare la tua eccitazione, impedendo che essa salga ulteriormente e forse addirittura riducendola di un grado. Questo è il potere del controllo PC.

Apice di Livello 6 con Controllo PC: Riprendi la stimolazione e lasciati completamente assorbire dalle sensazioni mentre la tua eccitazione aumenta. Al raggiungimento del livello 6, attiva nuovamente il tuo "freno interno" con una o due contrazioni decise del muscolo PC, o una serie di contrazioni rapide. Segui con un altro respiro profondo e prolungato e poi interrompi la stimolazione, lasciando che l'eccitazione si abbassi al livello 4.

Procedura Avanzata: Continua con questo esercizio per 15-20 minuti, cercando di raggiungere apici ai livelli 7, 8 e persino 9. Due considerazioni importanti a questo punto sono:

- Più alto è il livello di eccitazione, più profondo e prolungato dovrà essere il tuo respiro finale.

- A livelli di eccitazione più elevati, avrai bisogno di contrazioni più intense e prolungate del muscolo PC.

Controllo a Livelli Superiori: Al livello 9, per esempio, potresti dover eseguire una o due contrazioni del muscolo PC particolarmente lunghe e potenti, seguite da un respiro estremamente lungo e profondo.

Metafora Veloce: Pensa a te stesso come a un pilota esperto di un veicolo ad alte prestazioni. Quando sei a velocità elevate, devi davvero schiacciare il freno per fermarti in modo efficace.

Immergiti in questo viaggio di auto-scoperta, ma ricorda sempre di utilizzare il tuo "freno PC" in modo efficace e al momento giusto.

I.   **ESERCIZIO 9: LA DANZA DEL PLENILUNIO ☌ ♀**

Mentre è potente esplorare la maestria del controllo
dell'eccitazione da soli, condividere questo viaggio con un partner
può aggiungere una dimensione completamente nuova e
arricchente all'esperienza. Ecco come navigare attraverso i picchi
di eccitazione in coppia, utilizzando il muscolo PC come strumento
di controllo.

Trova una posizione in cui sei completamente a tuo agio,
preferibilmente sdraiato sulla schiena. La tua partner applicherà
una generosa quantità di lubrificante e inizierà la stimolazione
genitale, utilizzando movimenti manuali, orali o una combinazione
di entrambi, secondo le proprie preferenze e comfort.

Concentra la tua attenzione sulle sensazioni e, una volta raggiunto
il livello 4 di eccitazione, attiva il tuo muscolo PC con una o due
contrazioni forti o una serie di contrazioni rapide. Questo dovrebbe
essere seguito da un respiro profondo e pieno. Nonostante la
continua stimolazione da parte della tua partner, la contrazione del
muscolo PC e il respiro profondo dovrebbero impedire un ulteriore
aumento dell'eccitazione. Questo respiro profondo serve anche
come segnale per il tuo partner che è ora di interrompere la
stimolazione.

Dai tempo all'eccitazione di ridursi, almeno fino al livello 2. Quando
ti senti pronto, comunica al tuo partner che è il momento di
riprendere la stimolazione.

Ora l'obiettivo è raggiungere un picco al livello 6. Una volta lì, ripete il processo: contrazione del muscolo PC e respiro profondo. Al completamento di questo respiro, il tuo partner dovrebbe nuovamente interrompere la stimolazione, permettendoti di scendere al livello 4 di eccitazione.

Estendi l'esercizio esplorando picchi ai livelli 7, 8 e 9. Più alto è il livello di eccitazione, più forte e prolungata dovrà essere la tua contrazione del muscolo PC. Inoltre, il respiro dovrà essere più profondo e sostenuto per ogni nuovo livello di intensità che raggiungi.

Ricorda, non sei l'unico che può trarre piacere da questa danza intima di picchi e valli. Alla fine della tua sessione, offri al tuo partner la possibilità di sperimentare un turno di esplorazione sensoriale. Anche se dovesse declinare, l'offerta in sé contribuirà a un ambiente di reciprocità e cura.

Nell'arte dell'intimità condivisa, ogni picco diventa un universo di piacere e connessione, esplorato e celebrato insieme. Attraverso la pratica, entrambi imparerete a sintonizzarvi più intimamente con i ritmi unici l'uno dell'altro, arricchendo profondamente la vostra esperienza di piacere condiviso.

LA POSIZIONE OTTIMALE PER L'ORGASMO MULTIPLO

Avete mai sentito il richiamo di esplorare nuove dimensioni di erotismo e intimità? Se tu e il tuo partner siete pronti a spingervi oltre i confini del noto, allora è tempo di abbracciare l'incorporazione dell'atto sessuale come una componente cruciale del vostro programma di esercizi sessuali. Questa integrazione non solo infonderà un senso di eccitazione e sensualità nelle vostre sessioni, ma eleverà anche il concetto di "esercizio" a un livello di complessità e piacere senza precedenti. Il percorso che ti propongo è stato accuratamente progettato, seguendo un approccio metodico, per portarti gradualmente verso il traguardo ambizioso dell'orgasmo multiplo.

Se i momenti di intimità con il tuo partner hanno già creato un'atmosfera carica e sensuale, manifestata da un'erezione vigorosa, il contesto è maturo per incorporare l'atto sessuale nelle vostre pratiche. Ma prima di procedere, è fondamentale discutere delle posizioni più efficaci. Dopo anni di ricerca e applicazione pratica, io e i miei colleghi abbiamo scoperto una posizione che massimizza il piacere mentre minimizza lo sforzo fisico. In questa posizione ottimale, ogni dettaglio è finemente calibrato: l'angolazione, la dinamica dei movimenti e il contatto fisico sono tutti orchestrati per offrire un'esperienza di piacere profondo e sensazioni indescrivibilmente divine.

Ogni coppia è un universo unico di desideri e preferenze, e potreste scoprire che altre posizioni funzionano ancora meglio per voi. Questo è assolutamente stimolante e incoraggiato; l'obiettivo è di non limitare la vostra creatività e apertura all'esplorazione. In questa posizione che ho descritto, la donna giace sul dorso in una posizione di estremo comfort, forse accentuato dall'uso di un cuscino posizionato in modo strategico sotto la zona lombare o le naticha. Le sue gambe sono dolcemente sollevate e piegate, offrendo un invito caloroso al suo partner. L'uomo, entrando nello spazio tra le gambe della donna, si posiziona sulle ginocchia, tenendo le braccia rilassate. È vitale che l'uomo usi le ginocchia per sostenere il suo peso, piuttosto che le braccia, garantendo così che il centro di gravità sia focalizzato sui fianchi. Questo non solo riduce la tensione nel torso maschile, ma permette anche un rilassamento muscolare completo durante l'intera pratica. È da questa postura che l'uomo penetra la donna.

So che questa configurazione potrebbe sembrare un po' intricata inizialmente, ma ti assicuro che la capacità di mantenere i muscoli rilassati è cruciale per la padronanza delle tecniche avanzate di orgasmo multiplo. Questa posizione facilita anche una respirazione profonda e liberatoria, un elemento chiave per il controllo dell'eccitazione.

La pratica sicura e consapevole è la pietra angolare di qualsiasi forma di esplorazione erotica. Se non sei in una relazione stabile e monogama con un partner testato negativo per HIV e altre MST, il sesso sicuro è assolutamente imperativo. Oltre alla consapevolezza fisica, la comunicazione aperta e empatica è fondamentale. Ascoltare il tuo partner, comprendere i suoi desideri e navigare insieme attraverso questi territori spesso inesplorati può rafforzare il vostro legame emotivo e portare la vostra esperienza sessuale a nuovi picchi estatici.

In questo viaggio, è cruciale muoversi con consapevolezza e cura, sia per te stesso che per il tuo partner. L'obiettivo non è solo l'orgasmo multiplo, ma anche l'approfondimento della connessione e dell'intimità tra te e il tuo partner. Ogni passo, ogni esplorazione e ogni pratica devono essere intrapresi con il massimo rispetto per il consenso e i limiti personali. Con un'attenzione e una cura sincere per il benessere reciproco, la vostra pratica condivisa sarà tanto più profonda e gratificante

J. ESERCIZIO 10: UNA DANZA SENSORIALE DI ECCITAZIONE GRADUALE ♂ ♀

Nel contesto di una crescita sessuale consapevole, l'Esercizio 10 Avanzato porta la tua esplorazione a un livello superiore, costruendo sulle basi stabilita dall'Esercizio 9. In questa sequenza, tu e la tua partner vi troverete a esplorare nuove dimensioni di intimità e piacere, iniziando con una posizione di base in cui tu sei sdraiato sulla schiena e la tua partner si concentra su una stimolazione genitale focalizzata sulle tue percezioni sensoriali. L'obiettivo iniziale è di raggiungere dapprima un picco di eccitazione di livello 4 e in seguito di livello 6, facendo attenzione a utilizzare le contrazioni del muscolo pubococcigeo (PC) per modulare l'eccitazione durante questi stadi cruciali. È vitale anche mantenere una respirazione profonda e ritmica per potenziare il controllo e l'auto-consapevolezza.

Se, dopo aver raggiunto un picco di eccitazione di livello 6, riscontri che la tua erezione è sufficientemente forte, sei pronto per passare al rapporto sessuale. Se la rigidità non è ancora ottimale, prenditi tutto il tempo necessario, potresti aspettare di raggiungere un livello di eccitazione 8 o 9 prima di procedere. La tua partner dovrà quindi passare a una posizione supina, con le gambe sollevate e piegate in un modo che sia sia confortevole per lei che ergonomico per te.

La tua missione è di posizionarti a ginocchia tra le gambe della tua partner, bilanciando il tuo peso su gambe e fianchi piuttosto che sulle braccia. Da questa posizione, puoi iniziare una serie di movimenti di spinta dolci e misurati, mantenendo un ritmo che sia naturalmente fluido e rilassato. È fondamentale che durante questa fase tu rimanga focalizzato sulle tue sensazioni corporee, anziché su una performance orientata al risultato.

La tua partner, nel frattempo, dovrebbe anche essere completamente immersa nelle sue sensazioni, sintonizzando la sua consapevolezza sulle diverse gradazioni di piacere e stimolazione. In questa danza di connessione, sia tu che la tua partner raggiungerete un'intimità autentica, scalando insieme la montagna dell'eccitazione.

L'obiettivo successivo è di accrescere l'eccitazione fino a un livello 7, il che potrebbe implicare un incremento graduale nella velocità e nell'intensità delle spinte. Una volta raggiunto questo picco, utilizza una contrazione focalizzata del muscolo PC e una respirazione profonda per modulare la tua eccitazione. A questo punto, comunica alla tua partner dicendo "Questo è un 7", come segnale per lei di interrompere qualsiasi movimento.

Dopo un breve periodo di pausa per consentire una riduzione dell'eccitazione, il viaggio può proseguire verso un picco di livello 8, e poi, se lo desiderate, verso un livello 9. Ogni fase avanzata richiede un controllo muscolare più accurato e una respirazione più profonda, oltre a una comunicazione ancora più attenta con la tua partner.

Questo esercizio, come tutti gli altri, dovrebbe essere privo di pressione o aspettative riguardo alla performance. È un viaggio condiviso di scoperta e piacere, in cui entrambi i partner sono liberi di esplorare e comunicare i loro desideri, sensazioni e confini. Se in qualsiasi momento uno di voi sente il bisogno di interrompere l'esercizio, è assolutamente accettabile farlo. L'obiettivo finale è semplice: accrescere la consapevolezza, la connessione e il piacere reciproco in ogni momento condiviso.

Se preferisci, puoi eseguire questo esercizio anche senza passare al rapporto sessuale, concentrando l'attenzione sulle carezze e la stimolazione genitale

LA MAESTRIA NEL PROLUNGARE IL PIACERE

Sei giunto a un punto cruciale nel tuo viaggio verso una maggiore consapevolezza e padronanza sessuale. Preparati ad aggiungere l'ultimo, ma fondamentale, elemento alla tua "ciotola metaforica" dell'orgasmo multiplo maschile: l'altopiano del piacere. Ma cosa significa realmente 'altopiano' in questo contesto? In parole povere, un altopiano è una fase in cui il picco del piacere viene prolungato e mantenuto nel tempo. Fino ad ora, hai sperimentato picchi di piacere che durano solo un lampo, magari uno o due secondi. Ora, immagina di poter prendere questi momenti e allungarli, quasi come se stessi tirando una gomma elastica, facendo durare il piacere per molti secondi o addirittura minuti.

In questo capitolo, ti accompagnerò in una serie di esercizi accuratamente progettati per trasformare quei fugaci momenti di estasi in estasi prolungata. Sì, l'idea di mantenere un alto grado di piacere per diversi minuti potrebbe sembrare ambiziosa ora, ma una volta che avrai assaporato la dolce euforia di un altopiano, vorrai esplorare queste nuove alture ancora e ancora.

Esistono quattro pilastri fondamentali per raggiungere e mantenere l'altopiano del piacere:

- **Ottimizzazione della Respirazione**: Approfondiremo tecniche di respirazione che non solo ti aiuteranno a mantenere il controllo sull'eccitazione, ma anche a distribuire l'energia sessuale in tutto il corpo.

- **Miglioramento del Controllo del Muscolo PC**: Affineremo l'uso del muscolo pubococcigeo (PC) come mezzo per modulare e prolungare il tuo stato di eccitazione.

- **Modulazione del Movimento**: Esploreremo come la variazione nel ritmo, nell'angolo e nella profondità della stimolazione può aiutarti a mantenere alti livelli di eccitazione senza spingerti oltre il punto di non ritorno.

- **Ricalibrare il Focus Mentale**: Imparerai tecniche mentali per spostare e gestire la tua attenzione, permettendoti di godere di una più ampia gamma di sensazioni senza essere sopraffatto.

Ogni esercizio in questo capitolo è progettato per integrare uno o più di questi pilastri. Con pratica e concentrazione, ti familiarizzerai su come sincronizzare questi elementi per creare un'esperienza sessuale che non solo ti soddisfa, ma ti eleva. E a proposito di esercizi, l'Esercizio 11 è un'avventura da solista che ti permetterà di perfezionare le tecniche di respirazione e controllo muscolare, mentre l'Esercizio 12 è un'esperienza condivisa con una partner, destinata ad amalgamare tutte queste competenze in una sinfonia di piacere prolungato.

Nonostante la complessità apparente di queste tecniche avanzate, ti assicuro che il potenziale di ricompensa, in termini di orgasmi multipli e piacere sostenuto, è più che degno del tuo impegno.

Quindi, se sei riposato, rinvigorito e pronto per questa nuova fase di esplorazione ed eccitazione, rituffiamoci nel lavoro. Il tuo primo orgasmo multiplo è ormai a portata di mano.

K. ESERCIZIO 11: IL MAESTRO DELL'ENERGIA ⚦

Benvenuto a questo esercizio avanzato, dove ti guiderò attraverso una serie di tecniche progettate per trasformarti in un vero "Maestro dell'Energia." La preparazione è fondamentale, quindi posizionati su un cuscino o accomodati in una poltrona confortevole. Procurati un lubrificante di qualità e inizia con una stimolazione genitale delicata.

Fase 1: Respiro e Controllo del Livello 5

Mentre ti stai avvicinando all'intensità del livello 5, inizia a concentrarti sul tuo respiro. Adatta il tuo ritmo respiratorio: inspira profondamente, tratteni per un momento e poi espira lentamente. Questo ti aiuterà a modulare l'eccitazione e a mantenerti in un piacevole stato di "altopiano" al livello 5.

Nota: Osserva come il tuo corpo risponde. Puoi percepire la sottile differenza tra un livello di eccitazione "5" e "5.5"?

Fase 2: Gioco con il Muscolo PC al Livello 6

Ora, mentre ti avvicini al livello 6, preparati a utilizzare il muscolo pubococcigeo (PC). Una volta raggiunto un livello di eccitazione di

6.5, contrai il muscolo PC un paio di volte. Questo dovrebbe regolare il tuo livello di eccitazione, impedendo che esso superi il livello 7. Prova a "cavalcare" questo stato di piacere per almeno 10-15 secondi.

Fase 3: Modulazione del Movimento al Livello 7

Con la stessa stimolazione costante, mira a raggiungere un livello 7 di eccitazione. Una volta lì, rallenta il ritmo della tua stimolazione. Questo dovrebbe abbassare il tuo livello di eccitazione, permettendoti di "cavalcare" il livello 7.

Fase 4: Cambiare la Focalizzazione al Livello 8

Questa volta, il tuo obiettivo è il livello 8. Man mano che l'intensità cresce, inizia a cambiare il punto di stimolazione. Ad esempio, se stai stimolando la testa del pene, passa a stimolare l'asta o i testicoli. Questo cambio di focus dovrebbe aiutarti a mantenere un altopiano al livello 8 per un periodo prolungato.

Consigli Finali:

- **Durata**: Non è necessario mantenere queste tecniche per lunghi periodi. Anche solo 10-15 secondi possono fornire un assaggio significativo di ciò che è possibile.

- **Rilassamento**: La chiave è rimanere rilassato. La tensione corporea può ostacolare la tua capacità di mantenere un altopiano.

- **Comunicazione con il Partner**: Se stai praticando queste tecniche con un partner, la comunicazione è vitale. Non solo migliorerà la tua abilità nell'altopiano, ma rafforzerà anche la connessione e l'intimità tra di voi.

- **Personalizzazione**: Ricorda, queste tecniche possono richiedere una certa personalizzazione. Con la pratica, potresti scoprire nuovi modi per adattarle al tuo stile e alle tue preferenze.

- **Esplorazione Emotiva e Mentale**: Dominare l'arte dell'altopiano è più di una semplice tecnica fisica; è un percorso emotivo e mentale che può portarti a scoprire nuove dimensioni del piacere sessuale, sia per te stesso che per il tuo partner.

Sei ora equipaggiato con quattro potenti strumenti per dominare l'arte degli altopiani del piacere.

L. ESERCIZIO 12: NAVIGARE NELL'OCEANO DEL PIACERE ⚨ ♀

Entrate in un'oasi di intimità e piacere sensoriale, un ambiente dove tempo e spazio sono sospesi, e l'unico focus è la scoperta reciproca. Siate comodi, distendendovi uno accanto all'altro, in un ambiente che invita al rilassamento e alla connessione emotiva.

Fase 1: Surfing Sensoriale al Livello 4

Lascia che il tuo partner avvii questa danza sensoriale con tocchi delicati e focalizzati sul tuo corpo. Qui, il respiro è il tuo primo strumento per domare l'onda del piacere. Man mano che avverti una crescente eccitazione al livello 4, rallenta il ritmo del tuo respiro, facendolo diventare più profondo e controllato. Se l'eccitazione scende, accellera il ritmo respiratorio per risalire. L'obiettivo è di "surfare" su questo livello per 10-15 secondi.

Fase 2: Il Muscolo PC come Tuo Secondo Pilota al Livello 6

Il tuo partner continua a esplorare la tua geografia del piacere. Al raggiungimento del livello 6, è il momento di attivare il muscolo pubococcigeo (PC). Contraendo il muscolo PC a intervalli, potrai mantenere la tua eccitazione in un "altopiano" al livello 6 per circa 15 secondi.

Fase 3: Danza del Bacino al Livello 7

Ora aggiungiamo una nuova sfumatura: la modulazione del movimento del bacino. Risponde alle carezze del tuo partner con movimenti dolci e ritmici del bacino. Se superi il livello 7, rallenta o ferma il movimento del bacino per ridurre l'eccitazione. Mantieni questa sinfonia di movimento per altri 15 secondi.

Fase 4: Il Gioco della Focalizzazione al Livello 8

Infine, esploriamo l'arte del cambio di focus. Mentre il tuo partner si concentra su una particolare area, cambia intenzionalmente il tuo focus mentale su un'area meno stimolata. Questo cambio di attenzione ti permetterà di "surfare" sul livello 8 di eccitazione per un periodo prolungato, rimanendo comunque profondamente connesso al tuo partner e all'esperienza.

Consigli Pratici:

- **Senza Fretta**: Non c'è un ordine specifico o un livello su cui dovete necessariamente lavorare. Ognuno ha il proprio ritmo e potrebbe essere più utile esplorare un massimo di quattro altopiani per sessione.

- **Conservazione**: Lascia spazio per nuove scoperte in sessioni future. L'arte di navigare nel piacere è un percorso continuo di esplorazione e apprendimento.

L'obiettivo finale è creare un'esperienza che sia esaltante sia per te che per il tuo partner, un dialogo sensoriale che esplora i confini del piacere e dell'intimità. Con la pratica, questi altopiani diventeranno sempre più naturali da raggiungere e da mantenere, regalando a entrambi una nuova dimensione del piacere e della connessione.

L'ORCHESTRA DEL PIACERE

Nella tua evoluzione verso la maestria sessuale, avrai ora a disposizione quattro strumenti fondamentali per elevare e prolungare il tuo piacere. Ogni tecnica, sia che riguardi il controllo del respiro, la contrazione del muscolo PC, la variazione del movimento o il cambio di focus, rappresenta un capitolo di apprendimento in sé. È naturale sentirsi un po' sopraffatti inizialmente, ma è fondamentale ricordare che la padronanza arriva con la pratica costante e l'esperienza accumulata. Pensa a questo percorso come all'apprendimento dell'arte di andare in bicicletta. Quando ti sei seduto per la prima volta sulla sella, ti sei trovato di fronte a una serie di componenti—pedali, manubrio, freni—ognuno dei quali richiedeva una certa abilità per essere gestito. Potresti aver pensato che fosse quasi impossibile coordinare tutto. Ma con il tempo, la pratica e, perché no, anche con qualche caduta, sei riuscito a mettere insieme tutte queste parti per muoverti fluidamente. Allo stesso modo, inizierai a padroneggiare ciascuna delle quattro tecniche separatamente.

Una volta che ti senti a tuo agio con una, la combinazione con la seconda diventa un passo meno intimidatorio, seguita dalla terza e infine dalla quarta. Con il tempo e la pratica, scoprirai che l'utilizzo combinato di queste tecniche non solo diventa più facile ma anche incredibilmente più efficace. La sinergia che si crea ti permetterà di esplorare nuove dimensioni del piacere che potrebbero essere rimaste inaccessibili se applicate singolarmente. E proprio come quando hai imparato a pedalare più veloce e con maggiore agilità, anche tu ti troverai a navigare attraverso questi diversi strati di sensazione e eccitazione con maggiore fiducia e controllo. L'obiettivo finale è una forma di piacere più ricca, più complessa e incredibilmente più gratificante. Quindi, mentre prosegui in questo viaggio di auto-scoperta, prenditi tutto il tempo che ti serve. Ogni passo avanti, anche il più piccolo, è un successo. .

DESIDERIO DI FARE L'AMORE?

L'esperienza di esplorare nuove dimensioni del piacere sessuale diventa particolarmente significativa quando condivisa con un partner. Non c'è dubbio che l'intimità fisica aggiunge un elemento di connessione emotiva e sensoriale che può amplificare notevolmente l'efficacia delle tecniche che stai imparando. Molti uomini scoprono che il desiderio di prolungare e intensificare i picchi di piacere raggiunge nuove vette quando sono fisicamente uniti con una partner. E questa non è una strada a senso unico: anche la tua partner può sperimentare i suoi propri picchi di piacere, portando l'interazione a un livello di reciprocità e condivisione che è estremamente gratificante per entrambi. È fascinante notare che molte donne multiorgasmiche sono in grado di mantenere livelli di eccitazione molto elevati, oscillando intorno a un incredibile livello 9.9, e sperimentando una serie di orgasmi consecutivi. Sebbene il tuo percorso verso la maestria sessuale possa differire, questa dinamica offre un ulteriore stimolo per continuare a esplorare e affinare le tue tecniche.

Nel contesto dell'intimità di coppia, l'atto di fare l'amore può diventare un laboratorio vivente per mettere in pratica quello che hai imparato. Utilizza le stesse quattro tecniche—modificare la respirazione, contrarre il muscolo PC, variare il movimento e cambiare la focalizzazione—mentre sei fisicamente connesso con la tua partner. La chiave è mantenere un ambiente di amore e rispetto, libero da pressioni o aspettative. Non dimenticate che l'obiettivo è l'esplorazione e la crescita reciproca, più che una performance da manuale. Quindi, sì, magari entrambi avete impegni il lunedì mattina, ma quei momenti di intimità e scoperta reciproca sono preziosi e meritano di essere vissuti appieno.

Va anche sottolineato che non c'è nulla di male nel sentirsi più a proprio agio con le tecniche di auto-stimolazione mentre stai ancora imparando. Ogni persona ha il proprio ritmo di apprendimento e comfort, e ciò che è più importante ora è continuare a praticare e adattare queste tecniche al tuo stile e al tuo corpo. L'intimità fisica con un partner sarà sempre lì come un'opzione, pronta ad arricchire la tua vita sessuale quando ti sentirai pronto a incorporarla in modo più significativo. L'aspetto cruciale in questa fase del tuo viaggio è la pratica continua, che ti avvicina sempre più alla maestria e alla comprensione profonda del tuo potenziale sessuale.

11. LA TUA PRIMA ESPLORAZIONE

Mentre ti prepari a sperimentare per la prima volta l'orgasmo multiplo, è essenziale riconoscere e onorare il percorso che hai percorso fino a questo punto. Non è stata una passeggiata nel parco: hai investito tempo, energia e passione per sviluppare una consapevolezza fisica e mentale più profonda. Hai accettato e superato diverse sfide, e ora ti trovi alla soglia di un nuovo capitolo emozionante nel tuo viaggio verso la maestria sessuale. Questa è un'occasione per liberarsi delle inibizioni passate e scoprire nuovi livelli di piacere e connessione.

In questo capitolo, ti guiderò attraverso metodi specifici che ti consentiranno di fare il salto da un'esperienza orgasmica singola a una multiorgasmica. Se segui attentamente le istruzioni e ti dedichi sinceramente alla pratica degli esercizi, la transizione sarà incredibilmente fluida. Non c'è bisogno di magie o segreti arcani; tutto ciò che serve per entrare in questo "club esclusivo" di uomini multiorgasmici è una dedizione autentica e una passione ardente per la crescita personale e sessuale.

Un elemento cruciale per raggiungere il multiorgasmo maschile è lo sviluppo e il controllo del muscolo pubococcigeo (PC). Se, mentre leggi, senti che questo aspetto del tuo corpo ha bisogno di ulteriori miglioramenti, potrebbe essere utile tornare agli esercizi iniziali che si concentrano sul rafforzamento di questo muscolo. Ma se ti senti pronto, allora preparati a spalancare le porte a nuove e straordinarie possibilità.

Nel mondo della sessualità, esistono vari metodi per raggiungere l'orgasmo multiplo maschile, ma in questo capitolo ci concentreremo su due approcci particolarmente efficaci e ben accettati. Il primo è un metodo sviluppato dal Dr. Riskin, che è noto per la sua efficacia rapida e rivoluzionaria. Il secondo approccio, che personalmente trovo estremamente gratificante, potrebbe richiedere una dedizione più sostenuta, ma i risultati che offre sono assolutamente straordinari.

Mentre potrebbero esserci dibattiti amichevoli o confronti tra esperti su quale di questi metodi sia superiore, è fondamentale ricordare che la sessualità è una questione estremamente personale. Ognuno di noi è unico nelle proprie preferenze e sensazioni, e ciò che è fondamentale è trovare l'approccio che ti risuona di più e che funziona meglio per te. Entrambi i metodi hanno dimostrato di essere notevolmente efficaci e, nel seguire questo capitolo, avrai l'opportunità di immergerti in ciascuno di essi, sperimentarli nella pratica e decidere quale si allinea meglio con i tuoi desideri e le tue aspirazioni sessuali. Quindi, mentre ti avvicini a questo entusiasmante capitolo del tuo percorso di crescita sessuale, fai un respiro profondo, apri la mente e il cuore, e preparati a esplorare nuovi orizzonti del piacere e della connessione..

CORSA VERSO IL PIACERE

La tecnica fulminea sviluppata dal Dr. Riskin costituisce una sorta di corsia preferenziale per introdurre gli uomini nell'esperienza multiorgasmica. È un metodo più diretto e, quando funziona, i risultati possono essere assolutamente sbalorditivi. Ma è importante sottolineare che questa scorciatoia non è una strada universale: alcuni uomini potrebbero scoprire che non è la soluzione migliore per loro. Come per qualsiasi percorso accelerato, i risultati possono variare e non è adatto a tutti. In contrasto, l'alternativa che presento è un approccio più graduale, che richiede un maggiore investimento di tempo e impegno. Tuttavia, la ricompensa è un successo più costante e una padronanza più completa della tua eccitazione e del tuo piacere.

Se scopri che il metodo rapido non è efficace nel tuo caso, non lasciarti abbattere o demoralizzare. Non interpretarlo come un segno di inadeguatezza o come un fallimento nel tuo percorso verso la multiorgasmicità. Piuttosto, consideralo come un investimento di tempo in un esperimento che semplicemente non ha fornito i risultati attesi. Molti di noi iniziano con questo metodo proprio perché è più efficiente in termini di tempo, ma non è l'unico percorso verso il successo.

Quindi, se il primo metodo non è fruttuoso, non gettare la spugna. Non rinunciare al tuo viaggio, né considerare di prendere una pausa indefinita dalla tua crescita sessuale. Prosegui semplicemente con il secondo set di esercizi, che, pur essendo più dettagliati, sono altrettanto accessibili e intuitivi. Ci potrebbe volere un po' più di tempo per vedere i risultati, ma l'attesa sarà ben ripagata. Inoltre, durante questo processo, guadagnerai una nuova apprezzamento per le virtù della pazienza e della perseveranza. In futuro, quando sentirai storie come quella della lepre e la tartaruga, potrai sorridere, sapendo che hai imparato una lezione preziosa sulla lungimiranza e l'impegno.

PERCHÉ NON ESISTONO SCORCIATOIE

Prima di immergerti nei metodi avanzati per vivere un'esperienza multiorgasmica, è fondamentale avere un solido controllo del muscolo pubococcigeo, noto anche come muscolo PC. Questa padronanza è particolarmente cruciale se intendi sperimentare il metodo rapido che stai per scoprire. Oltre a questo, devi essere in grado di raggiungere elevati livelli di eccitazione sessuale, e mantenerli, per ottenere il massimo da queste tecniche.

Comprendo e apprezzo il tuo entusiasmo e il tuo desiderio di raggiungere rapidamente gli obiettivi che ti sei prefissato. Tuttavia, come soleva dire mio nonno, "È difficile scalare la montagna con le scarpe rotte", e questa saggezza potrebbe benissimo essere il segreto dietro la sua relazione duratura con mia nonna. Prenditi un momento per 'ispezionare le tue scarpe', per così dire. Rifletti sulla qualità e sulla quantità di impegno che hai investito fino a questo punto. Se senti di non aver ancora dato il massimo, ti suggerisco di tornare agli esercizi fondamentali e dedicarti completamente a loro.

In questo capitolo, ti verrà presentato un percorso accelerato per raggiungere l'orgasmo multiplo, un set di tecniche sviluppate da un esperto nel campo, il Dr. Michael Riskin, fondatore del Centro di Psicoterapia Riskin-Banker. Queste tecniche sono il risultato di anni di ricerche e sono state affinate per massimizzare l'efficacia. Sono onorato di poterle condividere con te in questo contesto. Avrai l'opportunità di sperimentare due esercizi distinti: l'esercizio 13, che è più efficace quando eseguito con un partner, e l'esercizio 14, che è un percorso individuale.

Non sottovalutare l'importanza di dedicarsi completamente a queste tecniche. Se hai cercato di prendere scorciatoie in passato, potresti scoprire che il percorso accelerato è più un ostacolo che una soluzione. Ottenere un orgasmo multiplo non è difficile se ti impegni a fondo; in caso contrario, i risultati potrebbero essere deludenti. Sia che tu scelga di esplorare queste tecniche da solo o con un partner, l'ingrediente chiave per il successo è la tua dedizione.

M. ESERCIZIO 13: LA TECNICA RAPIDA DEL DR. RISKIN PER L'ORGASMO MULTIPLO MASCHILE ♂ ♀

Iniziamo con l'uomo disteso sulla schiena in una posizione comoda e rilassata. La partner inizia la stimolazione manuale e/o orale, consentendo all'eccitazione di costruirsi gradualmente. L'obiettivo iniziale è raggiungere un livello di intensità pari a 4 su una scala immaginaria di piacere. Una volta che questo livello è stato raggiunto, comunicalo alla tua partner. In questo momento, la stimolazione dovrebbe essere interrotta brevemente per permetterti di ritrovare un po' di calma. Utilizza il muscolo pubococcigeo (PC) per aiutarti a mantenere il controllo delle tue sensazioni.

Invita la tua partner a riprendere la stimolazione, questa volta con l'intenzione di portarti al livello di intensità 5. Quando arrivi a questo nuovo picco, informa nuovamente la tua partner e concediti un altro momento di pausa, utilizzando il muscolo PC per mantenere l'equilibrio. L'obiettivo successivo è il livello di intensità

6. Ogni una di queste fasi dovrebbe durare da tre a cinque minuti, ma sentiti libero di estendere questi intervalli se desideri prolungare l'esperienza, sfruttando altre tecniche che hai appreso.

Ora, passiamo alla fase dell'unione fisica. Con un crescente livello di eccitazione e probabilmente una solida erezione, inizia la penetrazione in modo molto graduale. Mantieni un respiro profondo e regolare mentre focalizzi la tua attenzione sulle sensazioni corporee e sul ritmo del movimento. È fondamentale che anche la tua partner sia sincronizzata con te in questo momento.

Suggerimento Cruciale: Entrambi dovete essere emotivamente e mentalmente presenti durante tutto l'esercizio. Una distrazione da parte di uno dei partner può ridurre notevolmente l'efficacia dell'esercizio. Quindi, impegno e concentrazione sono la chiave.

Continua con questa dinamica fino a raggiungere un livello di intensità 7. Una volta raggiunto, rallenta il ritmo per consentire all'eccitazione di diminuire leggermente. Successivamente, accelera nuovamente, puntando al livello di intensità 8. Segui il medesimo schema: accelera, poi rilassati e concediti tutto il tempo di cui hai bisogno.

Il passaggio successivo è decisivo. Incrementa la tua intensità fino a rasentare il "punto di non ritorno". Una volta raggiunto questo punto cruciale, contrai fortemente il muscolo PC e mantieni questa contrazione per circa dieci secondi. È vitale che tu mantenga gli occhi aperti durante questa fase.

Suggerimento Cruciale: Molti uomini tendono a chiudere gli occhi quando si avvicinano all'orgasmo. Però, in questa tecnica specifica, è imperativo mantenerli aperti.

Se tutto è stato eseguito correttamente, dovresti essere in grado di sperimentare un orgasmo senza eiaculazione. Sentirai tutte le intense sensazioni che normalmente accompagnano un orgasmo, ma grazie al controllo del muscolo PC, non ci sarà eiaculazione.

Dopo aver raggiunto questo stadio, prenditi un momento per rallentare e recuperare. Se lo desideri, puoi poi riprendere l'azione, aumentando di nuovo l'intensità. Quando sei pronto, lasciati andare e goditi un ulteriore orgasmo, questa volta con eiaculazione.

Complimenti a entrambi per aver sperimentato con successo l'orgasmo multiplo. È importante notare che questa tecnica rapida del Dr. Riskin può richiedere un certo grado di coordinazione e pratica. È un po' come imparare a suonare un complicato pezzo musicale. Tuttavia, la collaborazione e l'attento supporto della tua partner possono essere gli elementi decisivi per il successo.

ESPLORANDO LE DOPPIE CIME DEL PIACERE

Non è raro che uomini che sperimentano la tecnica rapida, o qualsiasi altra metodologia diretta verso l'orgasmo multiplo, vivano una gamma diversificata di esperienze nel loro primo tentativo. Alcuni fortunati individui raggiungono addirittura due orgasmi completi alla prima prova. Per altri, il metodo potrebbe non sembrare immediatamente efficace. Tuttavia, la realtà è che la maggior parte degli uomini si posiziona in qualche punto intermedio, incappando in una serie di risultati sorprendenti e illuminanti.

Nel corso della tua esplorazione, potresti vivere una varietà di sensazioni e reazioni che potrebbero sembrare insolite o inaspettate. Ad esempio, potresti avere la sensazione di aver "mancato" un orgasmo o di averne avuto uno solo parzialmente intenso. In altri casi, potresti sperimentare una sorta di semi-eiaculazione senza raggiungere un orgasmo completo subito dopo il primo climax. Ecco il punto cruciale: queste reazioni sono completamente normali e fanno parte del processo di apprendimento. Non sono motivo di preoccupazione, ma piuttosto segnali positivi che ti stanno guidando verso il traguardo dell'orgasmo multiplo.

Queste esperienze sono come i segnali stradali lungo un percorso inesplorato, segni che indicano che stai procedendo nella giusta direzione. Essi fungono da indicatori chiari e incoraggianti che stai effettivamente avanzando verso la capacità di sperimentare orgasmi multipli. Molti uomini, nel loro viaggio verso la multiorgasmicità, incappano in una o più di queste tappe intermedie. Quindi, se ti trovi a vivere una di queste esperienze, vedi in esse una conferma positiva piuttosto che un campanello d'allarme.

GESTIRE L'EMOZIONE E SCEGLIERE IL TUO PERCORSO

Sperimentare il tuo primo orgasmo multiplo è indubbiamente un passaggio importante e unico nella vita. Per alcuni uomini, l'entusiasmo è tale che non vedono l'ora di condividere ogni singolo momento con la loro partner. Per altri, invece, c'è un senso di riservatezza o timidezza; preferiscono familiarizzare con le tecniche e acquisire maggiore sicurezza prima di condividere questa esperienza rivoluzionaria. Come per ogni altra strategia discussa in questo libro, la tecnica rapida offre flessibilità: puoi scegliere di esplorare queste nuove frontiere del piacere sia da solo che con una partner. La decisione se il tuo debutto multiorgasmico sarà un'avventura solitaria o una celebrazione condivisa spetta a te e alla tua compagna (anche se, per evidenti ragioni, sconsiglio vivamente di renderlo un evento pubblico).

Se l'idea di vivere il tuo primo orgasmo multiplo ti genera una certa ansia, non ti preoccupare. L'esercizio 14 è progettato specificamente per aiutarti a padroneggiare la tecnica rapida in solitudine. Una volta che avrai guadagnato più fiducia attraverso l'auto-esplorazione e avrai sperimentato il piacere multiorgasmico da solo, potresti sentirti più a tuo agio nel tentare l'esercizio 13 insieme alla tua compagna.

Non è raro che alcuni uomini scelgano di affinare le loro tecniche in autonomia, anche dopo aver condiviso l'esperienza con la loro partner. In questo contesto, l'esercizio 14 è il tuo miglior alleato. Optare per l'auto-esplorazione non è una dichiarazione sul tuo livello di impegno o affetto verso la tua partner. Piuttosto, indica un desiderio di migliorare e di comprendere più profondamente il proprio corpo e le proprie risposte. Come un cliente mi ha una volta confidato: "Praticare da solo è stata la chiave per ottenere una comprensione e un controllo profondi di me stesso. Non credo che avrei potuto raggiungere questo livello di maestria se avessi sempre praticato con la mia compagna."

In ultima analisi, la scelta del percorso da seguire nel tuo viaggio verso la multiorgasmicità è una decisione personale e condivisa tra te e la tua compagna. Non c'è una "taglia unica" o un approccio universalmente giusto; ogni coppia è diversa e ciò che funziona per una potrebbe non essere ideale per un'altra. Quindi, ascolta te stesso e la tua partner mentre navigate insieme in questa nuova ed emozionante avventura

N. ESERCIZIO 14: L'ASCESA SOLITARIA VERSO L'ORGASMO MULTIPLO: ☝

Visualizza questo esercizio come una spedizione su una montagna inesplorata, con te come unico alpinista coraggioso. Prima di affrontare questa avventura, è fondamentale che tu sia adeguatamente preparato, proprio come un alpinista si armerebbe di tutto l'equipaggiamento necessario. Qui, il tuo focus dovrebbe essere sulle tue sensazioni fisiche, abbracciando ogni ondata di piacere crescente. Il tuo primo obiettivo sarà raggiungere un livello di intensità 4, utilizzando tecniche che dovrebbero essere ormai familiari a te, essendo analoghe agli esercizi 4 e 5.

Una volta che avrai permesso all'intensità di decrescere un po', inizia a elevare nuovamente la stimolazione, questa volta con l'obiettivo di toccare l'intensità 6, poi 8, e infine il livello 9. Prenditi tutto il tempo che ti serve; consiglio di dedicare almeno 15-20 minuti a questa fase. Se lo desideri, puoi sperimentare con il mantenimento di un livello di intensità costante durante ogni fase.

Ora è il momento di affrontare la tua sfida più grande. Con una concentrazione laser-focus, comincia a incrementare la stimolazione fino a quando ti avvicini pericolosamente al livello 10. È come se fossi a un passo dalla cima della montagna, sentendo l'irresistibile richiamo della vetta, ma resistendo. Questo è il momento in cui il tuo autocontrollo deve essere impeccabile. Quando ti senti sull'orlo di questo precipizio emozionale e fisico, applica una tecnica specifica che ti permetterà di mantenere questo stato per circa dieci secondi, seguiti da un respiro profondo e consapevole.

Non sottovalutare questa sfida; è intensa e richiede il tuo impegno totale. Ma se superi questo ostacolo, sarai ricompensato con un'esperienza indimenticabile. Mantieni gli occhi aperti durante questa fase critica; non solo ti aiuterà a rimanere focalizzato, ma è un momento che non vorrai perderti.

Dopo aver goduto di questa vetta emozionale, permettiti un breve periodo di rilassamento e lascia che l'intensità diminuisca leggermente. Potresti sentirti stanco, ma stai per vivere un altro pinnacolo di piacere. Riprendi con la stimolazione e questa volta, lasciati andare completamente, permettendo a te stesso di sperimentare un secondo climax.

Vorrei sottolineare che, come per tutte le nuove avventure, potresti incappare in sensazioni inaspettate o nuove. Questo è assolutamente normale. Il tuo corpo sta navigando in acque inesplorate, quindi accogli queste nuove sensazioni come i segnali di progresso che effettivamente sono.

Infine, tieni presente che questa tecnica potrebbe non essere la soluzione ideale per tutti. Coordinare tutti questi elementi in un momento così critico è una sfida non indifferente. Ma se scopri che questo metodo non è per te, non lasciarti abbattere.

UN PERCORSO TRIFASE VERSO LA CONSAPEVOLEZZA

Imparare a navigare nell'universo del piacere multiorgasmico maschile è un'arte e una scienza. A differenza di metodi veloci e diretti, preferisco un approccio più olistico e dettagliato che tenga conto delle differenze individuali. Immaginiamo che tu stia imparando a suonare uno strumento musicale. In questo caso, inizierei con la teoria musicale e le basi della composizione, fornendoti un fondamento solido prima di passare a tecniche più avanzate.

Questo metodo di apprendimento è strutturato in tre sessioni o, se preferisci, un "percorso in tre fasi". La prima fase è dedicata all'acquisizione di una maggiore consapevolezza delle tue sensazioni corporee. La seconda fase ti introduce agli esercizi specifici che ti porteranno a sperimentare orgasmi multipli. La terza fase è tutto sul perfezionamento delle tue tecniche. Guidandoti attraverso queste fasi progressive, ti darò gli strumenti per sviluppare le tue abilità nel comfort e nella privacy della tua casa. Ma prima, concentriamoci sulla prima fase.

FASE 1: DECODIFICARE IL PROCESSO EIACULATORIO

Hai mai preso un momento per riflettere sulla complessità del processo eiaculatorio? Forse non sai che l'eiaculazione si suddivide in due momenti fondamentali: l'emissione e l'espulsione. Se già conosci questi dettagli, sei avanti nel gioco! Ma se è tutto nuovo per te, è tempo di un'esplorazione dettagliata.

Nel primo momento, l'emissione, lo sperma inizia il suo percorso partendo da una serie di tubi situati vicino alla prostata. Questo viaggio lo porta alla base del pene. Nel secondo momento, l'espulsione, un muscolo particolare chiamato muscolo pubococcigeo (o PC) entra in gioco, spingendo lo sperma fuori attraverso l'uretra.

Per rendere tutto più intuitivo, immagina i vasi deferenti come una sorta di "autostrada del piacere" che trasporta lo sperma dai testicoli fino al pene. La prostata funge da stazione di servizio, producendo parte del liquido seminale che si mescola con lo sperma. L'uretra agisce come un tunnel unidirezionale per lo sperma e l'urina.

In breve, durante l'emissione, lo sperma viaggia da questa "stazione di servizio" alla base del pene, e durante l'espulsione, il muscolo PC fa il lavoro pesante, propellendo lo sperma all'esterno. Questo intero processo avviene in una frazione di secondo, ma determina l'apice del piacere sessuale. È sorprendente pensare a quanto sia complesso e rapido questo processo biologico.

Ma perché è importante sapere tutto questo? Conoscere i meccanismi del processo eiaculatorio ti dà un vantaggio: il controllo. Per la maggior parte degli uomini, l'azione del muscolo PC è quasi automatica. Tuttavia, con una pratica mirata e una maggiore consapevolezza, puoi imparare a dominare questo muscolo, permettendoti di ritardare o addirittura annullare l'eiaculazione, pur godendo delle altre sensazioni orgasmiche.

Avere una comprensione dettagliata di entrambe le fasi, emissione ed espulsione, ti equipaggia con la capacità di riconoscere e differenziare questi momenti cruciali. Molti uomini sono consapevoli solo della fase espulsiva, ma il controllo completo richiede la consapevolezza di entrambe le fasi. Questo è il motivo per cui spesso suggerisco di iniziare con un esercizio specifico che ti aiuterà a distinguere queste due fasi, ma ne parleremo nel prossimo capitolo.

O. ESERCIZIO 15: L'ARTE DELLA SINTONIA INTIMA ♂ ♀

In questo esercizio, tu e la tua partner avrete l'opportunità di sperimentare un livello di intimità e consapevolezza superiore. Iniziate con te sdraiato sulla schiena in una posizione confortevole. Invita la tua partner a iniziare una stimolazione genitale delicata e concentrata. Durante questa fase, mira a raggiungere diversi picchi di piacere, come quelli indicati dai livelli 4, 5 e 6 sulla tua scala personale di intensità.

Comunica apertamente con la tua partner, guidandola su come modulare la stimolazione. Questo è un momento di scambio, dove le tue indicazioni possono aiutare entrambi a sintonizzarvi sulle vostre rispettive sensazioni. Una volta che avete raggiunto questi picchi, è tempo di variare la dinamica.

Ora, la tua partner dovrebbe assumere una posizione sdraiata sulla schiena, con le gambe sollevate e leggermente separate. Entra in un'intima connessione con lei, iniziando con movimenti penetrativi dolci e meticolosi. Con pazienza e concentrazione, accelera gradualmente fino a raggiungere un'intensità di livello 7, dopodiché rallenta consapevolmente. Prosegui aumentando fino al livello 8, poi rallenta nuovamente. Infine, avanza fino al livello 9 e riduci ancora una volta il ritmo.

Quando entrambi vi sentite pronti, è il momento di avanzare verso l'apice del piacere. Ma qui, in questa fase cruciale, sia tu che la tua partner dovreste fare una pausa. Prendi un respiro profondo, apri gli occhi e canalizza tutta la tua attenzione sulle sensazioni fisiche che stai vivendo. Cerca di essere totalmente presente, percependo ogni minimo movimento e contrazione muscolare.

Riesci a sentire il movimento interno? Le contrazioni muscolari sono evidenti? Se hai interrotto il ritmo nel momento giusto, quel che normalmente è un'esperienza effimera potrebbe trasformarsi in una sensazione dilatata nel tempo, quasi come se fosse sospesa.

Spesso, gli uomini si lasciano guidare dall'impulso durante l'intimità, senza mai considerare l'opportunità di rallentare e sperimentare nuove dimensioni del piacere. Questa pausa potrebbe aprire le porte a un'esperienza quasi trascendentale o addirittura di elevazione spirituale.

Le reazioni e i feedback della tua partner sono particolarmente preziose. Chiedile di condividere le sue impressioni: come ha percepito il cambiamento nel ritmo o nella durata della tua eccitazione? Molte donne trovano questa nuova dinamica estremamente interessante e gratificante.

Con la realizzazione di questo esercizio, guadagnerai una nuova e più profonda comprensione del tuo processo eiaculatorio. Scoprirai che il lasso di tempo tra la percezione di avvicinarti all'orgasmo e il climax effettivo è più ampio di quanto tu abbia mai pensato. Questa nuova consapevolezza ti darà una maggiore fiducia nel tuo controllo corporeo, soprattutto nei momenti di intensa eccitazione. Se ben gestita, questa consapevolezza può anche aiutare a ridurre qualsiasi ansia sessuale che potresti provare in futuro. Ma prima di andare avanti, nel prossimo capitolo introdurremo un esercizio che ti aiuterà a sviluppare ulteriormente la tua consapevolezza in solitudine.

P.   ESERCIZIO 16: LA SINFONIA DELLE SENSAZIONI ☋

Per questo esercizio, trova un luogo tranquillo e confortevole dove poterti rilassare completamente. Che tu scelga di sdraiarti sul letto o di accomodarti in una poltrona avvolgente, l'obiettivo è creare un ambiente che faciliti la concentrazione e la consapevolezza del corpo.

Inizia l'esercizio come se fosse una graduale ascesa su una montagna di piacere sensoriale. Utilizza un lubrificante di tua scelta per iniziare la stimolazione del pene. Man mano che procedi, il tuo obiettivo è raggiungere diversi picchi di intensità sensoriale. Inizia aspirando a un'intensità di livello 4. Una volta raggiunto questo primo plateau, prenditi un momento per rilassarti e lascia che l'intensità diminuisca leggermente.

Ora, riprendi la stimolazione con l'obiettivo di raggiungere un'intensità di livello 6. Ancora una volta, una volta raggiunto il picco, rallenta e lascia che le sensazioni si attenuino. È essenziale prenderti tutto il tempo di cui hai bisogno; ciascuna di queste fasi dovrebbe durare almeno tre minuti per permetterti di sintonizzarti veramente con le tue sensazioni.

Prosegui poi verso il prossimo obiettivo, l'intensità di livello 8. Una volta che ti senti stabile a questo livello, rallenta ancora e preparati per la fase finale: l'aspirazione a raggiungere l'intensità di livello 9. Durante tutto questo percorso, non dimenticare l'importanza di una respirazione calma e profonda. La respirazione ti aiuterà a mantenere la concentrazione e a gestire le intense sensazioni che stai sperimentando.

Ora è il momento di fare il grande passo. Aumenta gradualmente l'intensità fino a quando ti senti sull'orlo del climax. In questo momento critico, interrompi la stimolazione, apri gli occhi e dirigi tutta la tua attenzione e energia sulle sensazioni fisiche che stai vivendo. Chiediti: riesci a percepire il movimento interno del piacere? Senti le contrazioni muscolari lungo il pene? Noti una sorta di onda di piacere che si muove attraverso il tuo corpo?

Se hai gestito correttamente questa pausa, quello che normalmente è un momento fugace di climax potrebbe trasformarsi in una sensazione più prolungata e intensa. Come suggerito nell'esercizio precedente, questa tecnica potrebbe portarti a vivere una sorta di elevazione spirituale o una consapevolezza potenziata del tuo essere fisico.

Questo esercizio è progettato non solo per aumentare il tuo piacere, ma anche per ampliare la tua consapevolezza sensoriale.

FASE 2: L'ARTE DELLA MAESTRIA SENSORIALE

Ora che hai acquisito una più profonda consapevolezza del tuo corpo e delle sue reazioni, sei preparato per il capitolo finale di questo viaggio esplorativo. I successivi due esercizi, il 17 e il 18, sono progettati per essere la quintessenza dell'esperienza multiorgasmica. Se la fase precedente ti è sembrata impegnativa o forse non ha soddisfatto completamente le tue aspettative, questi nuovi esercizi potrebbero essere esattamente ciò di cui hai bisogno per raggiungere un nuovo livello di piacere.

La mia passione per questi metodi specifici è corroborata dalle testimonianze entusiastiche di numerosi allievi che hanno partecipato ai miei corsi e seminari. A dire il vero, non posso ricordare di aver mai incontrato un individuo che non abbia trovato questi esercizi trasformativi, specialmente quando seguiti con attenzione e impegno.

L'esercizio 17 è concepito per essere una collaborazione intima con la tua partner, offrendo ad entrambi la possibilità di crescere insieme in questa avventura di auto-scoperta. Al contrario, l'esercizio 18 è strutturato per coloro che cercano un percorso di scoperta più personale e indipendente. Entrambi gli esercizi sono stati formulati per fornirti gli strumenti necessari per sbloccare un intero universo di sensazioni inesplorate e piaceri nascosti.

Hai investito tempo, energia e attenzione nel percorrere questo viaggio fino a questo punto. Quindi, preparati: stai per entrare in una nuova dimensione del piacere sessuale. Le tue fantasie più recondite e i tuoi desideri più segreti stanno per prendere forma e diventare realtà. Il momento di aprire la porta ai segreti più intimi del piacere è finalmente arrivato.

Q. ESERCIZIO 17: L'ASCESA VERSO L'ESTASI CONDIVISA ♂ ♀

Per questo esercizio, programmate almeno un'ora e mezza di tempo indisturbato, creando un'atmosfera rilassata e accogliente. Inizia con l'uomo sdraiato supino e la partner che fornisce una stimolazione genitale amorevole e consapevole. Immergiti nell'esperienza, sentendo ogni tocco e carezza come un invito ad approfondire il tuo stato di piacere.

L'obiettivo iniziale è raggiungere un'intensità di piacere di livello 4. Una volta raggiunto, rallentate e lasciate che l'intensità scenda leggermente. Questo è un momento per assaporare le sensazioni, come degustare un vino pregiato. Prosegui poi elevando l'intensità a un livello 5, e poi di nuovo, rilassati e lascia scendere l'intensità. Ogni picco dovrebbe essere mantenuto per circa quattro o cinque minuti per permettere una vera consapevolezza delle sensazioni. Dopo aver goduto di questi momenti e aver rilassato il corpo, è tempo di cambiare posizione.

La partner si sdraierà sulla schiena, con le gambe sollevate e leggermente piegate. L'uomo si posiziona tra le sue gambe, iniziando un'intimità che sarà diversa da qualsiasi altra precedentemente sperimentata. Ora viene introdotta una serie di "picchi" veloci e intensi, che richiedono un controllo avanzato del muscolo PC.

Inizia con un ritmo delicato, acquisendo gradualmente velocità e forza fino a raggiungere un'intensità di livello 8. A questo punto, arresta il movimento e contrai vigorosamente il muscolo PC. Entrambi i partner dovrebbero prendere un momento per respirare profondamente e rilassarsi, riducendo l'intensità del piacere di un grado.

Entrambi i partner dovrebbero vivere quest'esperienza come intensamente e autenticamente possibile. Questo non è un momento per performance teatrali; l'obiettivo è una connessione profonda e reciprocamente gratificante.

Riprendi con un ritmo più focalizzato e cambia l'angolo di penetrazione per esplorare nuove sensazioni. Dopo aver recuperato le energie, accelerare di nuovo fino a un'intensità di 8.5. Arresta il movimento, contrai il muscolo PC e respira profondamente. La partner fa lo stesso.

Continua in questo schema ascendente, portando l'intensità al livello 9.9—il punto di non ritorno. Qui, fermati e contrai il muscolo PC con tutta la tua forza, mantenendo questa posizione mentre prendi respi profondi per cinque-dieci secondi. In questo momento, dovresti avvertire le ondate di piacere tipiche dell'orgasmo, ma senza l'evento eiaculatorio.

Dopo questo picco di intensità, rilassatevi entrambi con movimenti dolci e deliberati, mantenendo una sensazione di intimità e connessione. Complimentatevi a vicenda con baci teneri e parole affettuose, riconoscendo il supporto e la complicità nella scoperta di questa nuova dimensione del piacere.

Infine, quando entrambi siete pronti, inizia il viaggio verso un orgasmo completo e appagante. Lascia crescere l'excitazione e immergiti in ogni sensazione fino a raggiungere un climax assolutamente esaltante.

Per chi preferisce la solitudine:

Tutti gli elementi di questo esercizio possono essere adattati per un'esperienza in solitaria. Utilizza le tecniche per aumentare la tua consapevolezza e il controllo, esplorando nuovi modi di connessione con il tuo corpo e il tuo piacere

R. ESERCIZIO 18: IL DOPPIO SPRINT ♂

Prima di iniziare, assicurati di avere a disposizione almeno un'ora e mezza di tempo non interrotto e un ambiente tranquillo. Sia che tu scelga di sdraiarti su un letto confortevole o di sederti in una poltrona avvolgente, la postura dovrebbe facilitare il rilassamento e la concentrazione. Prepara anche un lubrificante di tua scelta per migliorare l'esperienza.

1: Il Riscaldamento

Comincia stimolando il pene, con particolare attenzione alle varie sensazioni che percorrono il tuo corpo. Questa fase iniziale è una sorta di "riscaldamento" e ti prepara per le fasi successive. Esegui un paio di "sprint" di eccitazione al livello 4, ciascuno dei quali dovrebbe durare circa quattro o cinque minuti. Prosegui con un sprint al livello 5 e un altro al livello 6.

Saltare direttamente a livelli di eccitazione elevati come 8 o 9 potrebbe essere controproducente. Questa fase di riscaldamento è cruciale per impostare il tono giusto per l'esercizio.

2: La Scalata Rapida

Diversamente dalle fasi precedenti, dove la stimolazione era lenta e metodica, ora cambierai marcia. Aumenta il ritmo in modo significativo, con l'obiettivo di raggiungere rapidamente un livello di eccitazione 8. Una volta raggiunto, ferma tutto. Contra il muscolo PC con forza, prendi un respiro profondo e riporta la tua attenzione alle sensazioni interne. Rilassati e permetti all'eccitazione di scendere di qualche grado.

3: La Sequenza Crescendo

Ripeti questa tattica, ma questa volta mira a un'intensità di 8.5. Successivamente, punta ai livelli 9 e 9.5. Ogni volta, utilizza la stessa routine: raggiungi il livello, ferma la stimolazione, contra il muscolo PC, e respira profondamente.

4: Il Vertice dell'Esperienza

Ora, preparati per la finale. Accelera per raggiungere direttamente il livello 9.9, il punto di non ritorno. Una volta lì, contrai intensamente il muscolo PC, mantieni questa tensione mentre prendi respi profondi per circa cinque secondi. Se eseguito correttamente, dovresti vivere un orgasmo senza eiaculazione.

A questo punto, potresti sentire il corpo surriscaldato e il respiro accelerato. Prenditi un momento per rilassarti, regolando il respiro e mantenendo l'erezione con una stimolazione delicata e lenta.

5: L'Apoteosi

Pronto per l'ultima ondata di piacere? Bene, accelera nuovamente la stimolazione, superando i livelli 9 e 9.5, e arriva al climax completo. Questa volta, permettiti di lasciarti andare totalmente, raggiungendo un orgasmo completo con eiaculazione.

Nelle prime fasi della tua pratica, potresti incontrare alcune reazioni o sensazioni inaspettate. Non lasciarti scoraggiare. Questi sono segni che stai facendo progressi significativi verso la maestria del tuo orgasmo multiplo. Dopo aver terminato, potresti voler completare l'esperienza con una doccia rinfrescante per rilassarti ulteriormente e riflettere sulla tua avventura di auto-scoperta

12. IMPEGNO, COSTANZA E DEDIZIONE

Assimilare le tecniche per raggiungere l'orgasmo multiplo è un viaggio che può essere paragonato all'esplorazione di un territorio inesplorato. Mentre alcuni uomini possono trovare questa esplorazione intuitiva, quasi come se la strada fosse già stata tracciata per loro, la maggior parte si imbatte in una serie di sfide e opportunità per crescere. Questo è un percorso che richiede dedizione, una virtù che può spaventare ma che è indispensabile per il successo a lungo termine.

So che l'idea della "pratica costante" può essere vista con scetticismo o addirittura come una fonte di frustrazione. È una delle ragioni per cui tante persone abbandonano attività che richiedono un impegno continuo. Ma considera questo: la perseveranza è spesso il solo modo per raggiungere la maestria in qualsiasi campo, e la sessualità non è diversa. Quindi, anche se può sembrare arduo, il premio per la tua costanza sarà una vita sessuale arricchita e potenziata.

È importante regolare le aspettative. Non stai semplicemente imparando un trucco; stai acquisendo una nuova abilità che ha il potenziale per migliorare la tua vita in un modo significativo. Non aspettarti di diventare un maestro dell'orgasmo multiplo immediatamente. Come qualsiasi altra competenza, richiede tempo e pratica. Ma con la dedizione giusta, potrai affinare e perfezionare le tecniche che ti porteranno a un nuovo livello di piacere sessuale per anni a venire.

La costanza nella pratica è cruciale. Gli esercizi che ti ho presentato non sono solo compiti da sbrigare; sono strumenti per affinare la tua abilità. Quindi, continua a praticarli. Gli esercizi dei capitoli precedenti che mettono l'accento sulla maestria e la tecnica non devono essere dimenticati. Continua a lavorare su di essi, perché ognuno contribuisce a costruire una base solida su cui puoi espandere. In particolare, gli esercizi che ti aiutano a gestire i "picchi" di piacere e quelli che coinvolgono il muscolo PC sono fondamentali. Se affronti difficoltà nel mantenere il controllo durante momenti di intensa eccitazione, gli esercizi sugli "altipiani" saranno di grande aiuto.

Non trascurare neanche gli esercizi avanzati. Anche se possono sembrare difficili ora, con il tempo e la pratica, diventeranno parte integrante del tuo repertorio sessuale. Questi esercizi avanzati sono come le sfide finali che ti mettono alla prova su tutto ciò che hai appreso, offrendoti al contempo un'esperienza di piacere estremamente gratificante.

In sintesi, il percorso verso la maestria dell'orgasmo multiplo è un viaggio, non una destinazione. È un viaggio che richiede impegno, costanza e, soprattutto, dedizione. Ma ti assicuro che gli sforzi che investirai in questo percorso saranno ampiamente ripagati con un'esperienza sessuale arricchita e più gratificante..

    ESERCIZIO 19: DIVISIONE MOLECOLARE ☂ ♀

Questa è una tecnica avanzata che richiede una sincronizzazione accurata tra te e la tua partner, ma i risultati sono profondamente gratificanti.

Comincia trovando una posizione comoda, sdraiato sulla schiena. Invita la tua partner a partecipare, fornendoti una stimolazione genitale delicata e mirata. È importante prendere il tempo per costruire l'intensità. Attraversa gradualmente i livelli di piacere 4, 5 e 6, dedicando circa 4-5 minuti a ciascun livello per immergerti completamente in ogni sensazione.

Una volta che hai raggiunto un alto livello di eccitazione, è il momento di cambiare posizione. La tua partner dovrebbe sdraiarsi sulla schiena con le gambe sollevate e piegate. Unisciti a lei in una posizione che distribuisce il tuo peso sulle gambe, garantendo un movimento agevole. Inizia con un ritmo moderato, con l'obiettivo di raggiungere un'intensità di livello 8. Una volta raggiunto questo livello, rallenta il ritmo e contrai leggermente il muscolo PC. Anche la tua partner dovrebbe adattare il suo ritmo al tuo, permettendo entrambi una leggera riduzione dell'intensità.

Ora, accelera di nuovo, puntando questa volta a un livello di intensità di 8.5. Segui lo stesso schema: una volta raggiunto il picco, rallenta e contrai moderatamente il muscolo PC. L'obiettivo qui è di sperimentare una serie di picchi di piacere, ognuno leggermente più intenso del precedente. Ogni fase di crescita dovrebbe durare almeno 3-4 minuti.

Ma la vera sfida inizia ora. Avrai l'obiettivo di sperimentare una serie di picchi brevi ma intensi, puntando a livelli decimali come 9.1, 9.2, 9.3, e così via, fino al 9.9. Questa è una pratica di fine sintonizzazione che richiede la massima concentrazione e controllo. La differenza tra, per esempio, un 9.4 e un 9.5 potrebbe essere così sottile da essere quasi impercettibile, ma è cruciale per la tecnica.

Una volta raggiunto il livello 9.9, il culmine di questa esperienza, dovresti trovare più facile di prima contrarre il muscolo PC al momento giusto, consentendo un orgasmo senza eiaculazione. Dopo questo vertice di piacere, prenditi un momento per rallentare. Respira profondamente e valuta se sei pronto per un altro picco di piacere.

Questa tecnica è incredibilmente coinvolgente per entrambi i partner. Agisce quasi come un plateau di alta intensità, con frequenti contrazioni del muscolo PC che possono far sentire come se stessi sperimentando una serie di mini orgasmi o spasmi prima del grande finale.

Se in qualsiasi momento senti di perdere il controllo, non preoccuparti. Questo esercizio è un viaggio di esplorazione e scoperta, non una prova di abilità. Continua a esplorare, e se non riesci a raggiungere un altro picco, non c'è motivo di stress. Ogni tentativo è un passo verso una maggiore maestria e piacere.

Infine, non dimenticare che questo esercizio può essere altrettanto efficace quando eseguito da solo. Avendo un maggiore controllo sul ritmo e l'intensità, potresti trovare questa tecnica particolarmente utile per affinare le tue abilità.

T. **ESERCIZIO 20: IL DOPPIO PIACERE QUOTIDIANO** ♂

l'obiettivo è di affinare la tua abilità nel gestire l'orgasmo multiplo, sperimentando un climax senza eiaculazione seguito da uno completo. Questo esercizio rappresenta l'apice del controllo sessuale e dell'autoconsapevolezza, mentre ti avvicini sempre di più alla maestria nella tua vita sessuale.

Per iniziare, trova un ambiente tranquillo e rilassante dove poterti sdraiare o, alternativamente, siediti su una sedia particolarmente confortevole. Con una quantità generosa di lubrificante a tua disposizione, inizia la stimolazione genitale in modo delicato e attento, toccando il pene nel modo che trovi più soddisfacente. Durante questa fase introduttiva, l'obiettivo è di sperimentare una serie di piccole onde di piacere moderato, come ad esempio raggiungendo livelli di intensità di 4, 5 e 6. Utilizza contrazioni moderate del muscolo PC per mantenere o ridurre l'eccitazione dopo ogni picco. Respira profondamente per aiutarti a moderare l'intensità e dedica almeno tre o quattro minuti per ogni livello di piacere.

Dopo aver navigato attraverso questi picchi iniziali, sposta la tua attenzione verso un livello di intensità più elevato, come l'8. Anche se potresti sentirti tentato di accelerare la stimolazione, prenditi il

tuo tempo. L'uso attento e delicato del muscolo PC è essenziale
qui, così come una respirazione profonda e ritmica.

La fase successiva è per gli avanzati e inizia con il raggiungimento
del livello di intensità 9. Da qui, l'obiettivo è di creare una sequenza
di piccole onde crescenti, passando da 9 a 9.1, poi a 9.2, 9.3, e così
via, fino a raggiungere il culmine al livello 9.9. E mentre questo
potrebbe sembrare un compito arduo, è tutto una questione di
affinamento e di piccoli incrementi nella stimolazione. Dopo ogni
picco, utilizza una contrazione moderata del muscolo PC e una
respirazione profonda per ridurre leggermente l'intensità, prima di
procedere al successivo livello.

Arrivando al livello 9.9, dovresti trovarlo relativamente semplice
eseguire una contrazione finale e precisa del muscolo PC,
permettendo al tuo corpo di sperimentare un orgasmo senza
eiaculazione. Se tuttavia raggiungi un climax prima del previsto,
non c'è motivo di preoccuparsi. Ogni tentativo è un passo verso
una maggiore maestria.

Dopo aver raggiunto questo primo orgasmo, rallenta il ritmo e
prenditi un momento per recuperare. Quando ti senti pronto,
aumenta nuovamente la stimolazione e mira a un secondo
orgasmo, questa volta senza trattenerti.

Sperimentare il tuo primo orgasmo multiplo può essere
un'esperienza trasformativa. Con questa nuova abilità in mano, sei
libero di esplorare, espandere e sperimentare. Tuttavia, è
fondamentale mantenere una connessione empatica con la tua
partner, considerando sempre le sue esigenze e i suoi desideri.

L'orgasmo multiplo non è solo un regalo per te, ma anche un dono per la tua relazione. Ora che hai fatto il lavoro più difficile, un universo di possibilità erotiche e intime ti sta aspettando. Ricorda, l'avventura più gratificante è quella che entrambi godete al massimo.

13. RIFLESSIONI CONCLUSIVE E L'ORIZZONTE DEL FUTURO

Dal momento in cui hai sfogliato la prima pagina di questo libro, ti sei unito a me in un viaggio straordinario, un'odissea che ha sondato le profondità nascoste del potenziale umano, sia fisico che emotivo. Inizialmente, potrebbe aver sembrato che fossimo focalizzati unicamente sull'aspetto fisico del piacere, ma come hai potuto scoprire, la realtà è molto più complessa e gratificante.

Questo percorso esplorativo ci ha portato attraverso i vasti paesaggi della nostra auto-consapevolezza e auto-comprensione. Abbiamo imparato l'importanza di ascoltare i segnali del nostro corpo e di rispettarlo come il tempio che è. Abbiamo navigato attraverso tempeste di dubbi, paure e incertezze, solo per scoprire che, nel cuore di queste sfide, giaceva un ancoraggio di forza interiore e di potenziamento personale.

Ancora più fondamentale, abbiamo scoperto il potere trasformante della connessione intima. Questa connessione va ben oltre la semplice unione fisica; è un incontro profondo di menti, un dialogo empatico tra cuori, e, oserei dire, un'armonia di anime. Ciò che emerge da questa unione non è solo piacere, ma un tipo di magia che solo l'intimità può generare.

Ogni capitolo ed esercizio in questo libro è stato un punto di sosta lungo questo sentiero di scoperte e illuminazioni. Abbiamo constatato che la sessualità, nella sua forma più pura e autentica, è un rito sacro di incontro e condivisione, una danza di energie invisibili che celebrano la vita stessa.

Mentre questo libro si avvicina alla sua conclusione, è giusto fare una pausa e riflettere sulle ricchezze di conoscenza e comprensione che abbiamo guadagnato. Tuttavia, è fondamentale riconoscere che questa "fine" è in realtà solo un nuovo inizio. Ecco un breve riassunto: abbiamo sottolineato l'importanza di una solida educazione sessuale e di una profonda comprensione del proprio corpo come veicoli verso un'esperienza sessuale più ricca e soddisfacente. Le tecniche e gli esercizi che ti ho presentato servono come strumenti preziosi per sbloccare e realizzare il tuo pieno potenziale sessuale.

Guardando avanti, il tuo viaggio nel mondo della sessualità consapevole è lungi dall'essere finito. Infatti, è appena iniziato. Le abilità che hai acquisito e le intuizioni che hai guadagnato ti serviranno come fondamenta su cui costruire. Ogni passo che fai da qui in avanti sarà informato dalla saggezza e dall'esperienza che hai accumulato. Quindi, mentre chiudiamo questo capitolo insieme, ti invito a continuare ad esplorare, a crescere, e, soprattutto, a godere di ogni momento in questo continuo viaggio di auto-scoperta e soddisfazione.

LA FORZA INERENTE ALL'IMPEGNO COSTANTE

Nel Capitolo 12, abbiamo messo in risalto l'indispensabile ruolo della dedizione e dell'assiduità come pilastri fondamentali non solo nel contesto dell'intimità sessuale, ma in tutte le sfaccettature della vita. Che si tratti di un musicista che spende ore a perfezionare ogni nota o di un atleta che si dedica con impegno all'allenamento per una competizione impegnativa, la dedizione è il fattore chiave che ci permette di raggiungere un livello di maestria e di eccellenza.

Nel caso specifico dell'orgasmo multiplo maschile e della sessualità più in generale, la dedizione è tutt'altro che un'eccezione a questa regola universale. Infatti, mentre alcune persone potrebbero trovare intuitivamente più facile accedere a esperienze corporee più profonde, la realtà è che per la stragrande maggioranza di noi, questo è un percorso che richiede una considerevole quantità di pazienza, empatia verso se stessi e, più di tutto, una pratica costante e mirata. Questo implica una profonda sintonia con il proprio corpo, un'attenta decodificazione dei suoi segnali e messaggi, e un costante affinamento delle tecniche attraverso un processo iterativo di tentativi, errori e aggiustamenti.

Ma questa dedizione e questo impegno non si traducono solo in una trasformazione a livello fisico. Si estendono anche alle dimensioni mentale ed emotiva del nostro essere. Ogni sforzo che facciamo, ogni ostacolo che superiamo, ogni momento di frustrazione che è seguito da un lampo di comprensione, sono tessere fondamentali nel mosaico complesso della nostra crescita e sviluppo personale. La dedizione non solo ci rende più abili nel dominio dell'intimità, ma ci plasma anche come individui, rendendoci più pazienti, più consapevoli e più determinati nel perseguire i nostri obiettivi.

In ultima analisi, la maestria in qualsiasi disciplina o competenza, inclusa la capacità multiorgasmica, è la più eloquente testimonianza del potere trasformativo della dedizione. Serve come un chiaro esempio di ciò che è possibile quando ci impegniamo con tutto noi stessi, con una determinazione incondizionata e un genuino desiderio di crescere, migliorare e realizzare il nostro pieno potenziale. È la manifestazione tangibile del nostro impegno verso l'eccellenza, un impegno che non solo migliora la qualità della nostra vita sessuale, ma eleva anche il nostro essere in tutte le sue dimensioni. È, in sostanza, la prova concreta della nostra capacità di trasformare l'ordinario in straordinario, di elevare la nostra umanità attraverso l'atto sublime della dedizione continua.

GUARDANDO AL FUTURO

Mentre ti prepari a voltare l'ultima pagina di questo libro, è fondamentale rendersi conto che quello che hai appena completato è solo un capitolo iniziale di un viaggio più lungo e incredibilmente gratificante nel dominio della capacità multiorgasmica. Questo manuale ti ha dotato di una solida base di strumenti e conoscenze che ti serviranno come pietre miliari lungo questo percorso. Ma, come con qualsiasi competenza o mestiere, la vera arte e maestria emergono solo attraverso un impegno costante alla pratica e un desiderio incessante di approfondimento e raffinamento.

La pratica continua è il motore che alimenta la tua crescita, permettendoti non solo di consolidare le competenze che hai acquisito, ma anche di affinare ciascuna tecnica in modo da renderla veramente tua. Questo processo di personalizzazione è fondamentale, perché ogni individuo è unico, e ciò che funziona per una persona potrebbe non essere adatto per un'altra. Dedicare tempo qualitativo a te stesso e al tuo corpo, sperimentando e adattando le diverse tecniche, ti aiuterà a scoprire cosa funziona meglio per te, rendendo l'intera esperienza molto più significativa e gratificante.

La comunicazione con il tuo partner è un altro aspetto fondamentale che non deve essere trascurato. Essere in grado di condividere apertamente le tue emozioni, le tue scoperte e anche le tue incertezze può arricchire la qualità della tua relazione intima. La capacità di comunicare liberamente è una delle chiavi per una relazione sessuale e affettiva di successo. Essa crea un ambiente in cui entrambi i partner possono sentirsi a proprio agio per esplorare, sbagliare, imparare e crescere insieme.

E non dimenticare, il paesaggio della sessualità e dell'intimità umana è un territorio vasto e in continua evoluzione. Rimani sempre aperto e attento alle nuove idee, tecniche e approcci. Il mondo dell'intimità è dinamico, con nuove ricerche, scoperte e tendenze che emergono regolarmente. Mantenendo una mentalità aperta e curiosa, ti troverai in una posizione ideale per incorporare queste novità nel tuo repertorio, espandendo così le tue competenze e la tua comprensione in modi che oggi potrebbero sembrarti impensabili.

In somma, mentre chiudi questo libro, lascia che sia un segnale non della fine, ma dell'inizio: l'inizio di un'avventura esaltante e ininterrotta nel regno della crescita personale, dell'auto-scoperta e, sì, del piacere senza limiti. Sii coraggioso nel tuo viaggio, armato delle conoscenze che hai acquisito e ispirato dalla possibilità infinita di ciò che resta ancora da scoprire e da sperimentare.

CONDIVISIONE E CRESCITA

Mentre prosegui nel tuo entusiasmante percorso di auto-scoperta e crescita personale, voglio sottolineare quanto sia prezioso e arricchente il potere della condivisione. Immagina il tuo viaggio come un giardino segreto di esperienze e scoperte; quando condividi questi tesori con altri, essi non solo crescono in valore, ma anche in significato e profondità. L'essenza multiorgasmica che stai esplorando guadagna in complessità e sfumature quando le tue esperienze sono condivise.

Un modo potente per farlo è partecipare a gruppi di discussione o forum dedicati a questo specifico ambito della sessualità umana. Ascoltare le storie di altre persone, imparare dai loro successi e persino dai loro fallimenti, può fornirti una varietà di prospettive che arricchiranno il tuo proprio percorso. La vastità e la diversità delle esperienze umane sono una biblioteca inesauribile di saggezza e ispirazione.

Non fermarti solo all'ascolto. Approfitta della gamma incredibile di materiali di lettura, corsi online, video e altre risorse che sono a tua disposizione. Ogni articolo letto, ogni video guardato, è un altro mattoncino nella costruzione della tua comprensione e della tua maestria. La conoscenza è, infatti, il faro luminoso che guida il viaggio della tua auto-scoperta.

Ma tra tutte le fonti di conoscenza, la più immediata e potente sei tu stesso. Hai acquisito le competenze per essere un osservatore sensibile delle tue sensazioni corporee, dei tuoi desideri e delle tue risposte emotive. Fai un passo indietro ogni tanto per ascoltare te stesso. L'introspezione e l'auto-consapevolezza sono le tue bussolone nella navigazione di questo paesaggio emozionante ma a volte complesso.

Ricorda, il percorso di crescita e auto-scoperta è infinito, costellato da opportunità quotidiane per imparare, connettersi e provare gioia. Che tu scelga di condividere i tuoi preziosi tesori di saggezza con gli altri o di custodirli come gemme private, il tuo viaggio è un dono che continua a moltiplicarsi. Con la dedizione come tuo costante compagno, il futuro è un paesaggio fertile di infinite opportunità.

UN DONO SENZA PARAGONI

La capacità di raggiungere l'orgasmo multiplo non è semplicemente un trucco fisico o una prodezza sensoriale. È un dono che tocca aspetti profondi e vari della tua essenza, dalla tua auto-percezione alla qualità della tua relazione di coppia. È come se avessi scoperto un passaggio segreto in un castello che pensavi di conoscere bene, un passaggio che ti conduce a stanze nascoste di piacere, desiderio e potenziale inesplorato.

L'orgasmo multiplo può fungere da potente catalizzatore per rafforzare la connessione con il tuo partner. Questo percorso congiunto attraverso nuove frontiere di piacere e intimità crea un legame che è tanto unico quanto profondo. La comunicazione, in questo contesto, si evolve: diventa più profonda, più sintonizzata e incredibilmente affettuosa.

Mentre continui a esplorare questa straordinaria capacità, sei chiamato a esplorare non solo le tue potenzialità fisiche ma anche le profondità del tuo essere emotivo e spirituale, nonché l'essenza della tua relazione con il tuo partner. È un viaggio che ti offre una fonte inesauribile di crescita personale e intimità di coppia. Ora che sei armato con gli strumenti e le conoscenze per farlo, il tuo viaggio è appena iniziato. Accogli questa magnifica avventura con apertura, curiosità e un profondo senso di gratitudine per il dono che hai scoperto e continuerai a scoprire

IL PRIMO PASSO DI UN VIAGGIO INFINITO

Prima di tutto, lascia che ti esprima la mia più profonda gratitudine e stima per aver deciso di percorrere questo sentiero di scoperta e illuminazione sessuale con me. Non è stato solo un viaggio attraverso le pagine di un libro, ma un'avventura attraverso i paesaggi sconfinati del tuo proprio essere—corpo, mente e anima. È stato un privilegio essere la tua bussola in questo viaggio verso l'orgasmo multiplo e la connessione intima a un livello mai esplorato prima.

Attraverso ogni capitolo, abbiamo sondato le profondità e le complessità del piacere umano. Abbiamo esplorato come posticipare l'apice del piacere per vivere un'esperienza sessuale più ricca e soddisfacente. Spero sinceramente che le tattiche, gli esercizi e le strategie che abbiamo discusso abbiano fornito un fuoco sacro, alimentando la tua curiosità e la tua sete di esplorare ulteriormente la tua sessualità.

Ricorda, sei un'opera d'arte unica e in continua evoluzione. Le lezioni apprese qui servono come fondamenta su cui costruire. La tua dedizione alla pratica, la tua apertura e onestà con il tuo partner, e la tua instancabile voglia di scoprire, plasmeranno e arricchiranno la tua esperienza in modi che sono unici per te.

Intraprendere questa esplorazione richiede più di semplice interesse; richiede un impegno genuino, una consapevolezza acuta e un rispetto profondo per te stesso e per il tuo partner. Ogni piccolo progresso, ogni nuovo livello di comprensione, ogni ostacolo superato è un gioiello da aggiungere alla tua corona di auto-consapevolezza e soddisfazione sessuale.

La sessualità è un universo in costante espansione, una tela senza fine su cui dipingere. Ogni giorno offre nuove opportunità per sperimentare, imparare e crescere. Non limitarti alle conoscenze che hai acquisito qui; il mondo è pieno di strade inesplorate, tecniche inedite e saggezze nascoste.

Inoltre, ti invito con entusiasmo a essere un ambasciatore di questa nuova consapevolezza. La crescita personale e spirituale non solo è potenziata quando è condivisa, ma diventa anche un faro per altri. Immergiti in comunità, dibattiti e letture che si focalizzano su questi argomenti. La tua storia potrebbe essere la chiave che sblocca la trasformazione di qualcun altro.

In conclusione, mentre chiudi quest'ultimo capitolo, sappi che stai in realtà aprendo una porta a infinite possibilità. Il tuo percorso verso una vita sessuale più soddisfacente e illuminata è appena iniziato. Ogni sensazione che provi, ogni connessione che fai, ogni momento che vivi è una pietra miliare su questo cammino senza fine.

Ti auguro una vita sessuale che sia non solo appagante e arricchente, ma anche trasformativa e profondamente connessa. Che tu possa abbracciare ogni sfumatura di questa avventura con la passione, la curiosità e la gratitudine che merita.